— 临床护理健康教育指导丛书 —

漫话疾病康复

主　审　吴欣娟　李继平

总主编　蒋　艳　唐怀蓉

主　编　杜春萍　李思敏

副主编　刘祚燕　张建梅　吴姁怿

编　者（以姓氏笔画为序）

王　娇	王凤临	王学萍	尹玲茜	邓　捷
邓燕玲	龙雨阳	叶　静	兰正燕	朱俞彤
刘　红	刘　杨	刘　玲	刘学琼	刘祚燕
杜春萍	李　娜	李思敏	杨　杰	杨　倩
杨　悦	杨　颖	吴典点	吴姁怿	余　慧
汪学玲	张建梅	张维林	陈忠泽	陈佳佳
郑琪翔	赵　慧	倪碧玉	徐　慧	徐丽莎
唐艺丹	唐凤娟	黄　能	蒋红英	蒋春燕
蒋彦星	曾　宁	曾　莉	曾　鹏	曾晓梅
曾敬茹	谢　娜	谢国省	雷　倩	霍彩玲

人民卫生出版社

·北京·

图书在版编目（CIP）数据

漫话疾病康复 / 杜春萍，李思敏主编 . —北京：
人民卫生出版社，2021.10
（临床护理健康教育指导丛书）
ISBN 978-7-117-32256-0

Ⅰ . ①漫… Ⅱ . ①杜… ②李… Ⅲ . ①康复医学
Ⅳ . ①R49

中国版本图书馆 CIP 数据核字（2021）第 210666 号

人卫智网	www.ipmph.com	医学教育、学术、考试、健康，
		购书智慧智能综合服务平台
人卫官网	www.pmph.com	人卫官方资讯发布平台

漫话疾病康复
Manhua Jibing Kangfu

主　　编：杜春萍　李思敏
出版发行：人民卫生出版社（中继线 010-59780011）
地　　址：北京市朝阳区潘家园南里 19 号
邮　　编：100021
E - mail：pmph @ pmph.com
购书热线：010-59787592　010-59787584　010-65264830
印　　刷：保定市中画美凯印刷有限公司
经　　销：新华书店
开　　本：710×1000　1/16　印张：16
字　　数：270 千字
版　　次：2021 年 10 月第 1 版
印　　次：2021 年 12 月第 1 次印刷
标准书号：ISBN 978-7-117-32256-0
定　　价：82.00 元

序

　　健康是立身之本，全民健康是立国之基。落实《"健康中国2030"规划纲要》精神，提升健康素养已成为提高全民健康水平最根本、最经济、最有效的措施之一。为满足大众日益增长的健康需求，提高护理人员对患者及家属健康宣教的效果，四川大学华西医院护理部组织编写了"临床护理健康教育指导丛书"。

　　该套丛书兼顾不同受众人群的健康需求特点，以十个临床常见专科或系统的疾病护理为落脚点，由临床一线护理人员绘制原创科普漫画，把专业、晦涩的专科理论转变为通俗易懂的图文知识。整套丛书紧贴临床、生动有趣、深入浅出，翔实地介绍了常见疾病健康宣教知识，真正做到了科普服务于临床、服务于读者，是一套不可多得的、兼具临床健康教育指导及健康知识科普的读物，适于护理人员、患者及家属阅读。

　　在丛书即将面世之际，愿其能有助于提升临床护理工作者科普宣教能力，为专科护理人才队伍建设和优质护理服务质量提升作出重要贡献。同时，也希望这套丛书能帮助广大患者及家属了解疾病基础知识及康复措施，为健康中国战略的推进贡献力量。

2021年2月

前　言

　　康复医学及护理重点关注的内容是功能障碍，治疗目标主要是改善患者的功能障碍和促进重返社会。康复涉及的疾病大多属于慢性疾病，最根本的就是改变不良生活方式，改变不良生活方式需要依靠科学严谨的健康教育。康复健康教育是康复护理的重要组成部分，也是康复医学的主要治疗手段之一。对于缺乏康复相关知识和不知道如何进行康复训练的患者，通过健康教育能够使其明确康复的意义和目标，学会康复训练技巧，保持良好的行为习惯，达到早日康复的目的。因此，本书主要以患者的功能障碍为主线，从康复科常见疾病的功能障碍类型出发，阐述功能障碍相关的健康教育内容。为了方便读者理解及掌握，全书采用一问一答的形式，重点问题结合手绘插图，图文并茂，生动形象。

　　我们诚挚期望本书能为康复护士及基层医务工作者健康教育的开展提供帮助，能基于基础理论知识，将健康教育知识通俗易懂地介绍给患者；同时，我们借助漫画的形式，将健康教育内容形象表达，让本书成为患者可以自读的一本科普书籍。由于每位编者的撰写风格有所差异，书中难免有不足之处，请读者及专家批评指正。

杜春萍　李思敏

2021 年 7 月

目　录

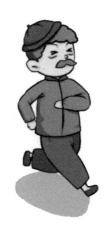

第二节　运动功能障碍的危害

第三节　运动康复训练前

第四节　运动康复训练中

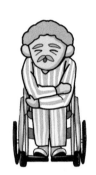

第五节　运动康复训练后

第二章 漫话心肺功能障碍

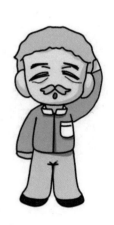

第一节　基础知识

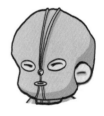

第三章
漫话吞咽功能障碍

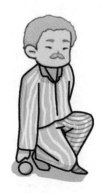

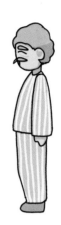

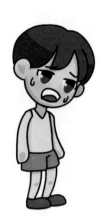

第三节　排尿功能障碍康复训练前

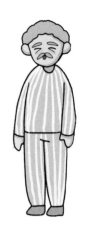

第四节　排尿障碍康复训练中

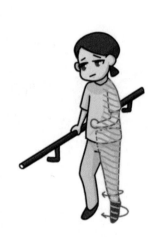

第五章　漫话排便功能障碍

第三节 排便障碍康复训练前

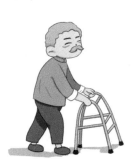

第四节 排便障碍康复训练中

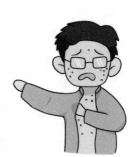

第六章　漫话转移功能障碍

第一节　基础知识

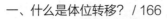

第二节　转移功能障碍的危害

第三节　转移训练前

第四节　转移训练中

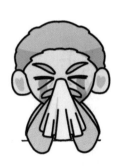

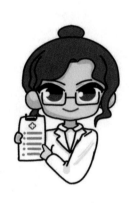

第七章　漫话感觉功能障碍

第二节　感觉功能障碍的危害

第三节　感觉功能障碍康复前

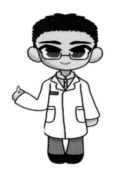

第四节　感觉功能障碍康复

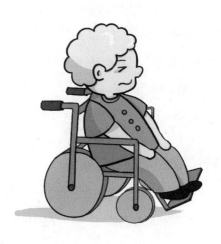

第一章
漫话运动功能障碍

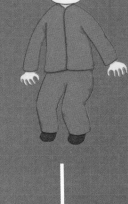

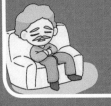

第一节 基础知识

一、正常人体骨骼结构是什么?

骨骼是人体的支架,骨与骨之间由关节和韧带连接起来,主要作用是支撑身体、产生运动。正常成人有 206 块骨,总体可分为颅骨、躯干骨和四肢骨 3 个部分。

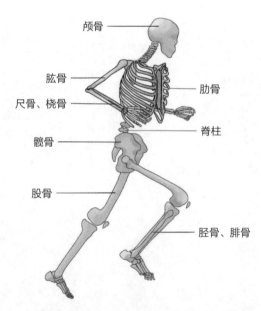

颅骨——肱骨——尺骨、桡骨——髋骨——股骨——肋骨——脊柱——胫骨、腓骨

颅骨构成颅腔,保护柔软的大脑。四肢骨主要作用是支撑身体,是运动系统的重要组成部分。躯干骨包括脊柱和肋骨,脊柱是人类站立的"定海神针",肋骨构成胸腔,保护内脏

二、人体主要肌群有哪些?

我们常说的肌肉一般是指骨骼肌。人体的骨骼肌约有 639 块,几乎占体重的 40%～50%。按肌肉的位置分为胸肌、腹肌、腰肌等;按功能分为屈肌、伸肌等;按形状分为长肌、短肌、阔肌等。

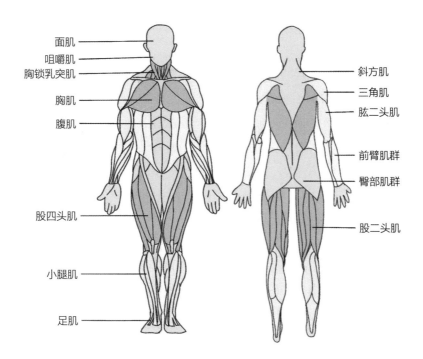

面肌
咀嚼肌
胸锁乳突肌
胸肌
腹肌

斜方肌
三角肌
肱二头肌
前臂肌群
臀部肌群

股四头肌
小腿肌
足肌

股二头肌

三、什么是运动功能障碍？

　　各种原因导致的随意运动和不随意运动障碍，引起肢体或器官不受自我意识控制，丧失全部或部分的肢体、器官功能，主要与椎体系统病变有关，称为运动功能障碍。

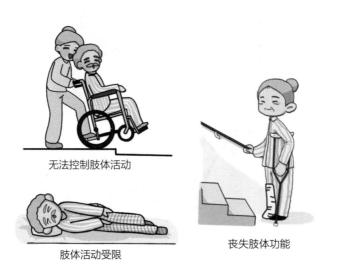

无法控制肢体活动

肢体活动受限

丧失肢体功能

3

四、什么疾病会引起运动功能障碍?

会引起运动功能障碍的常见疾病包括疼痛、外伤、脑血管病变（如脑出血、脑梗死）、神经受损（如脊髓损伤）、大脑受损（如帕金森病、脑肿瘤）、肌肉疾病（如重症肌无力、肌肉萎缩）等，也可见于药物、心理因素等。

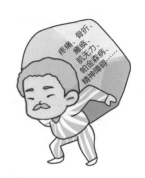

五、运动功能障碍会有什么表现?

运动功能障碍常见症状包括肌肉无力、延迟运动、不自主动作（如不能控制的颤抖），以及正常能做到的动作做不到或行动缓慢、瘫痪、姿势异常、肌肉力量减弱、肌张力异常等表现。

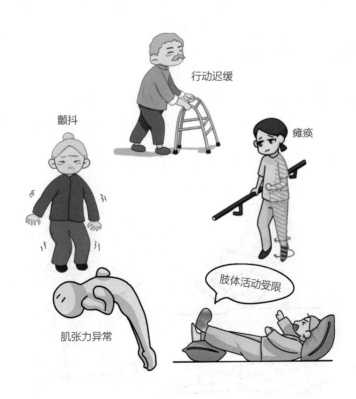

六、什么是"肌张力"？

肌张力是指在安静休息的状态下肌肉维持一定紧张状态的能力，是维持身体各种姿势以及正常运动的基础。

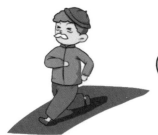
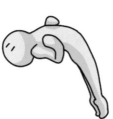
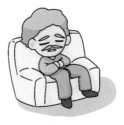

肌张力正常：可维持各种姿势　　肌张力增高：肌肉痉挛或僵硬　　肌张力迟缓：肌张力减弱，姿势无法维持　　肌张力障碍：肌肉收缩不协调，产生不自主姿势或动作

七、什么是功能位?

功能位是指当肌肉、关节功能尚未恢复时，必须使机体处于发挥最佳功能活动的体位。通常上肢的功能位为屈曲位，下肢一般为伸展位。

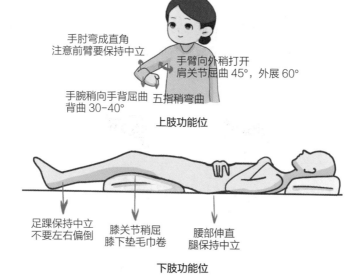

手肘弯成直角注意前臂要保持中立

手臂向外稍打开肩关节屈曲45°，外展60°

手腕稍向手背屈曲背曲30-40°　　五指稍弯曲

上肢功能位

足踝保持中立不要左右偏倒　　膝关节稍屈膝下垫毛巾卷　　腰部伸直腿保持中立

下肢功能位

八、什么是抗痉挛体位?

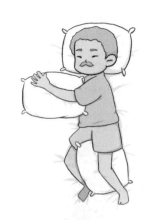

抗痉挛体位是根据偏瘫或截瘫的特点设计的一种预防或对抗痉挛模式出现、保护关节、促进肢体功能恢复的治疗性体位,又称良肢位。多用于脑损伤患者,保护肩关节及早期诱发分离运动而设计的一种治疗性体位,能抑制上肢屈肌、下肢伸肌的典型痉挛模式,有利于患者恢复正常的运动模式。

九、什么是抗挛缩体位?

挛缩是指皮肤、肌肉组织因为各种原因形成瘢痕,致使关节活动明显受限,可直接影响患者的日常生活能力。例如,创伤、烧伤、手术后形成瘢痕,从而导致关节挛缩、肢体活动障碍。抗挛缩体位是预防和对抗上述病征的一种治疗性体位,可以减少关节挛缩的发生,或减轻挛缩发生后的不良后果。

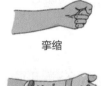

挛缩

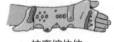

抗挛缩体位

十、什么是高低肩?

高低肩就是指两侧的肩胛骨的高度不一样,一侧较高,一侧较低。这是由于长期不正确的姿势或者长期背单肩包导致人体两肩不一样高的现象。当肉眼可见时,证明已经发生了脊柱弯曲畸形。

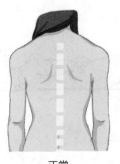
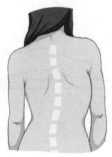

正常　　　　　高低肩

十一、什么是足下垂?

足下垂也叫尖足，表现为不能背屈足部，行走时拖拉病足，或是将该侧下肢举得较高，落地时总是足尖触地面。因此，在步行周期的摆动相，患者不能完成踝背屈动作，形成特征性的足下垂步态。骨骼、肌肉、神经损伤、瘫痪等均可引起足下垂。

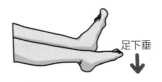

足下垂

十二、什么是"剪刀脚"?

"剪刀脚"就是交叉步态，常见于痉挛型脑性瘫痪的儿童。表现为：肌张力增加，腱反射亢进，髋关节屈曲、内收、内旋，足下垂及内翻，行走时足尖着地，双膝内侧常相互摩擦碰撞，严重者两腿完全交叉，呈"剪刀式"步态。

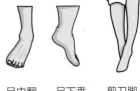

足内翻　足下垂　剪刀脚

十三、什么是踝泵运动?

踝泵运动就是踝关节的屈伸和踝绕运动。踝泵运动起到像泵一样的作用，可以促进下肢的血液循环，消除肿胀，增强肌力，避免肌肉萎缩，预防深静脉血栓，对于长期卧床及手术后患者的功能恢复有着至关重要的作用。

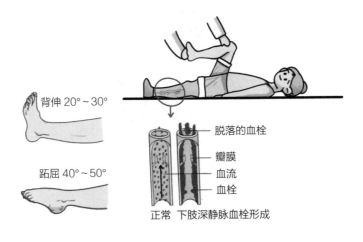

背伸 20°~30°

跖屈 40°~50°

脱落的血栓
瓣膜
血流
血栓

正常　下肢深静脉血栓形成

十四、什么是拇指腱鞘炎？

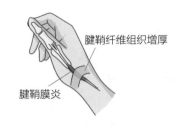

拇指腱鞘炎俗称"扳机指"，主要表现为患指局部疼痛无力，伸屈受限，活动后加剧，严重时手指常绞锁在屈曲或伸直位。休息后好转，局部可以进行封闭治疗、物理治疗及局部外用止痛药物。

十五、什么是体位适应性训练？

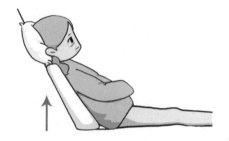

体位适应性训练是指为了使患者尽快由卧位到坐位再到直立位，每天给予患者适当的体位角度，体位角度逐渐增加，以促进血液循环，增加回心血量，使患者更快适应体位变换。

十六、体位适应性训练有什么作用？

体位适应性训练可以预防肺部感染、深静脉血栓、体位性低血压、压力性损伤、骨质疏松等长期卧床并发症。应尽早抬高床头，或进行起立床的站立训练和体位保持训练。在患者病情允许的情况下越早开始训练，效果越好。

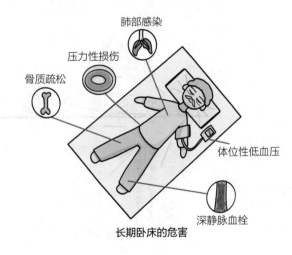

长期卧床的危害

十七、常见异常步态有哪些?

1．偏瘫步态 肩膀下沉，手肘手腕都弯曲放在身体前，髋部抬高，下肢伸直，走一步，腿画半圈，脚刮擦地面，这种特殊的走路姿势叫做偏瘫步态。

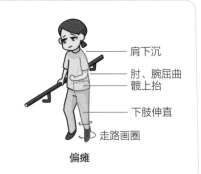

肩下沉

肘、腕屈曲
髋上抬

下肢伸直

走路画圈

偏瘫

2．醉酒步态 行走时躯干重心不稳，步态蹒跚、摇晃和前后倾斜，好像要失去平衡而跌倒，这种病理性行走的步履表现称为醉酒步态。常见于小脑疾病、酒精及巴比妥类药物中毒。

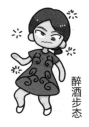

醉酒步态

3．间隙性跛行 是指从开始走路或走了一段路程以后（一般为数百米左右），出现单侧或双侧腰酸腿痛，下肢麻木无力，以至跛行，但蹲下或坐下休息片刻后症状可以很快缓解或消失，仍可继续行走，再走一段时间后，上述过程和状态又再度出现。常见于动脉硬化、腰椎椎管狭窄症患者。

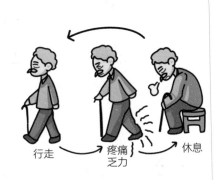

行走　　疼痛乏力　　休息

十八、关节活动的正常范围是什么？

关节活动范围是指关节运动时所通过的运动弧度或转动角度。关节活动范围是评估关节损伤程度和治疗效果的重要指标，可采用量角器、角度计进行测量，也可以对照下图进行简单测试。

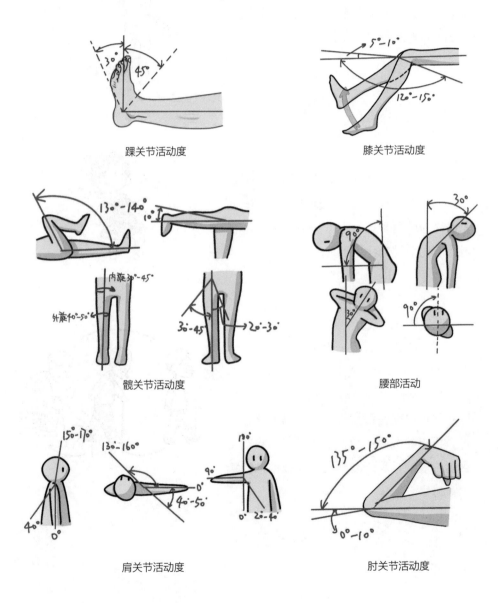

踝关节活动度

膝关节活动度

髋关节活动度

腰部活动

肩关节活动度

肘关节活动度

十九、肌肉力量如何分级？

肌肉力量一般分为 0~5 级，共六个级别。

级别	评估标准
0 级	完全瘫痪，不能做任何动作
1 级	肌肉可以收缩，但是仍不能做动作
2 级	肢体可以在床上移动，但是不能抬离床面
3 级	肢体可以抬离床面，但是如果有人压住便不能抬，不能对抗外界的阻挡力
4 级	肢体可以部分对抗外界的阻力
5 级	肌力正常

（王学萍　吴姁怿　李思敏）

第二节 运动功能障碍的危害

一、运动功能障碍常见并发症有哪些?

运动功能障碍常见并发症有:肌力下降、关节挛缩、平衡功能障碍、静脉血栓、骨质疏松等。

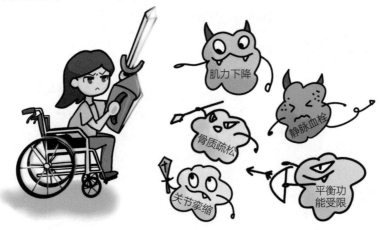

二、肌力下降有什么影响?

肌力下降会导致随意运动功能的减低或丧失,主动运动时肌肉力量、幅度和速度降低,患者可能会出现肢体乏力、步态异常、持物不稳等症状。

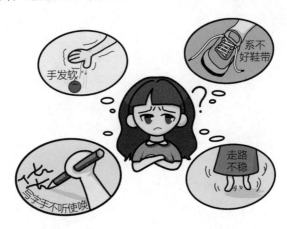

三、关节挛缩有什么影响?

关节挛缩指关节外软组织瘢痕形成，导致关节不能正常的活动，会造成患者严重的行为不便，影响正常的生活，同时可能会给患者的心理造成严重的影响。

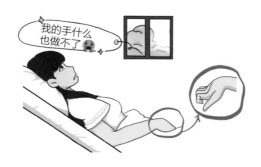

四、足下垂的危害是什么?

足下垂会出现异常步态，使患者行走不便，影响外观及生活质量。长期足下垂会导致踝关节长期处于非功能位，导致患者甚至不能行走。足下垂的患者脚不能主动背屈与内、外翻，行走时脚后跟蹬地时可引起足前部拍打地面，在迈步时足前部常与路面相碰（特别是在不平坦的路边上），常被自己绊倒。

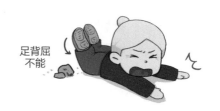

足背屈不能

五、平衡功能下降有什么危害?

平衡功能下降主要表现为人体在不同的环境和姿势下维持身体直立状态的能力下降，症状较轻者可能出现走路不稳、走偏，严重者不能行走，不能站立，容易发生跌倒。

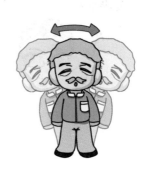

13

六、运动功能障碍者如何预防静脉血栓发生?

1. 尽量减少卧床时间,尽早下地活动,不能下地活动的患者进行四肢主动或被动活动,如踝关节的前屈和背伸(踝泵运动)。

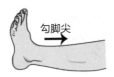

勾脚尖

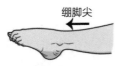

绷脚尖

2. 使用气压治疗仪可以有效减少静脉血栓的发生。

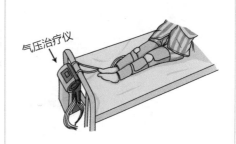

气压治疗仪

3. 不吸烟,不饮酒,多饮水,清淡饮食,避免吃高脂肪、高胆固醇的食物。

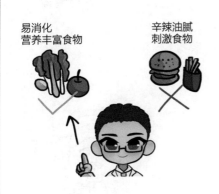

易消化营养丰富食物

辛辣油腻刺激食物

4. 在大手术前后常规给予小剂量抗凝药物(如低分子肝素钠)或预防血小板聚集的药物(如阿司匹林)。

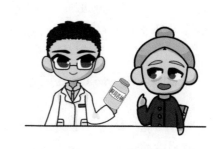

七、血栓发生后可以运动吗?

可以,但需要根据血栓部位和发生时间来决定。

如果是发生下腔静脉血栓的患者,在血栓初发急性期就一定要卧床休息 2 周,千万不能运动。

尽量避免血栓侧肢体的剧烈活动,勿挤压,邻近关节可以活动,健侧可以正常活动,但不要剧烈运动。

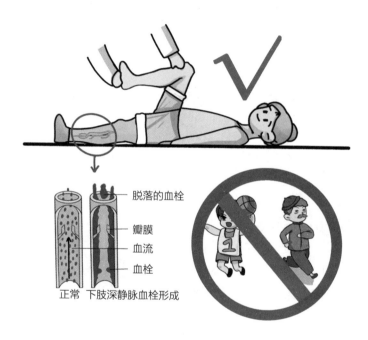

正常　下肢深静脉血栓形成

八、颈椎骨折后为什么要限制颈部活动?

患者出现了颈椎骨折后一定要限制颈部活动,以免活动引起骨折加重,甚至导致骨折移位,引起椎管内脊髓的受压,造成四肢瘫痪。我们常用的颈部制动方式为佩戴颈托,可防止颈部过度扭转,在颈部制动以后一定要及时就诊。

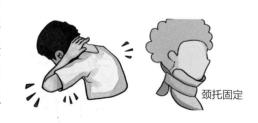

颈托固定

九、颈部疼痛可以活动吗？

如果患者颈椎没有骨折，是可以运动的，特别是要加强颈、肩、背部肌肉力量的锻炼，缓解颈部的椎体受力。

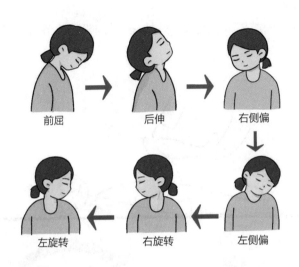

十、腰部疼痛可以活动吗？

1. 腰椎病急性发作期疼痛明显，最好的方法是休息，什么活动都别做，老老实实躺在硬板床上休息，待症状缓解了再考虑康复锻炼。如需起床活动，需佩戴腰围。

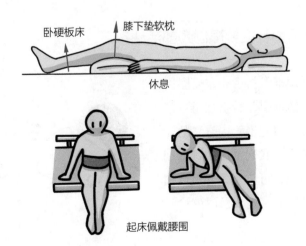

2. 腰椎病的缓解期和康复期可适当参加一些运动量小、运动方式温和的体育运动，绝对禁止突然剧烈运动！运动时应当采取佩戴腰围等保护措施，循序渐进。

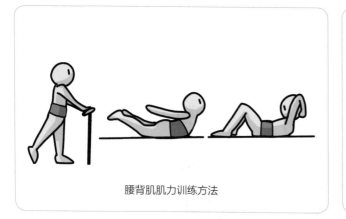

腰背肌肌力训练方法

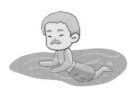

游泳是锻炼腰背肌力量很好的方式哦。

十一、膝盖骨骨折后可以下蹲吗？

膝盖骨骨折早期不能够下蹲。早期时骨折断端还没有长稳定，如果膝关节用力弯曲，膝盖骨受到上、下拉力非常大，而且膝盖骨弯曲角度越大，拉力就会越大，很可能导致骨折的再次移位，严重者会出现内固定松动，甚至断裂。

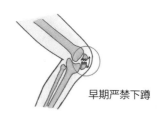

早期严禁下蹲

膝盖骨骨折早期通常是使用支具或石膏固定膝关节于伸直位，使膝盖骨逐渐生长。6~8周之后复查X线片，看到骨折处有明显的骨痂生长，这时再进行循序渐进的膝关节弯曲功能锻炼会比较安全。

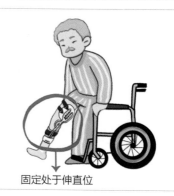

固定处于伸直位

17

十二、为什么膝盖运动时经常发出嚓嚓声?

1. **生理性响声** 关节活动时关节面与关节面相互摩擦，总会发出较轻微的响声，特别是久坐导致关节润滑液减少，活动膝关节或者其他关节时偶尔出现响声是正常的，这种响声不会引起任何疼痛或者不舒服。

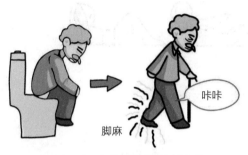

脚麻

坐太久起来不仅膝盖会响，脚还会麻。

2. **病理性响声** 多见于喜欢运动的年轻人群，在膝关节活动特别是伸膝活动时，出现嚓嚓（咔咔）响，需要警惕半月板或前交叉韧带损伤。

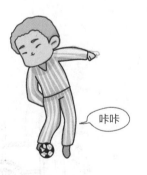

3. **老年性病理性响声** 是因为患者年龄大，关节软骨退变引起的，属于退变性的病理性响声。

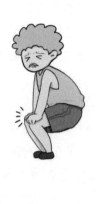

（曾敬茹　陈佳佳　杜春萍）

第三节 运动康复训练前

一、"伤筋动骨"真的100天不能动吗？

肯定是需要活动的！

"伤筋动骨100天"一般是指骨折的愈合需要3个月左右才能恢复得比较好，但并不是100天都躺在床上，这100天要按照医生的康复治疗计划进行合理的治疗和功能训练，循序渐进地参加体育活动。要是真的不动，100天后关节粘连了，肌肉萎缩了，你想动都动不了了。

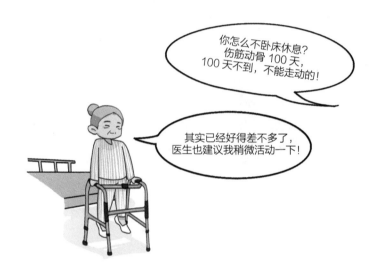

二、日常生活活动＝运动？

日常生活活动≠运动！

日常生活活动是指一个人为了满足日常生活的需要每天所进行的必要活动，包括穿衣、进食、移动、如厕、行动、洗澡等。

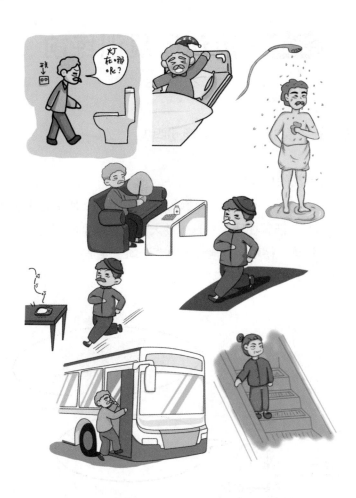

　　运动是一种涉及体力和技巧的活动，可以更好地维持及促进日常生活活动的正常进行。

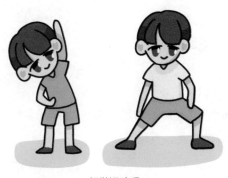

一起做运动吧

三、运动功能障碍如何评估？

运动功能障碍主要评估内容包括关节活动功能评估、肌力评估、步态分析、平衡功能评估、日常生活活动能力评估等。

运动功能障碍程度评估

分级	上肢	下肢
1级	正常	正常
2级	远端关节能活动（包括腕关节及手指各关节）	远端关节能活动（包括踝关节及脚趾各关节）
3级	臂可上举，肘可屈伸	腿可上举，膝可屈伸
4级	只能在床上屈伸	只能在床上屈伸
5级	完全不能活动	完全不能活动

四、如何选择运动功能训练的最佳时机？

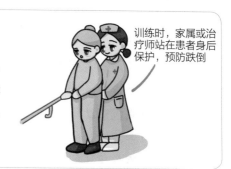

越早越好！

对于生命体征（呼吸、血压、脉搏、体温）平稳的患者，锻炼的最佳时机是在不影响患者病情的情况下尽早进行，并且锻炼要循序渐进。

训练时，家属或治疗师站在患者身后保护，预防跌倒

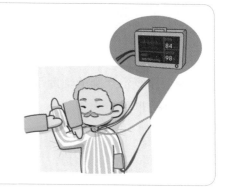

对于病情严重的患者，在患者生命体征平稳后48小时便可以开始。

五、有伤口的肢体可以运动吗?

可以,但是要根据具体情况来判断。

如果伤口基本恢复状况较好,在不进行剧烈运动的情况下,适当运动能够促进身体的新陈代谢、分泌物的排出,从而促进伤口的愈合。

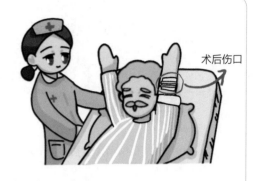

术后伤口

如果伤口的面积比较大或者在关节部位,受伤的程度比较严重,进行运动可能会影响伤口愈合,应根据伤口的情况,在医生的指导下适度活动。

六、被动运动训练重要吗?

非常重要!

被动运动训练主要指使用机械力、他人之力或本人健侧肢体的力量帮助患侧完成运动。对于不能自主运动的患者,被动训练可以预防关节挛缩、关节活动度降低、肌肉萎缩、静脉血栓、肌张力增高、肢体肿胀等并发症。被动训练益处多多,偏瘫、截瘫、骨折、重症患者在专业康复治疗师的辅助下进行被动训练是非常必要的哦!

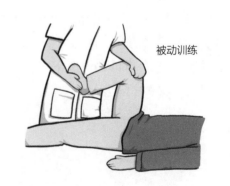

被动训练

七、主动运动训练重要吗？

当然重要！

主动运动训练在被动活动功能逐渐恢复的基础上进行，没有外力及辅助器械的帮助，靠患者主动的肌肉收缩来完成。主动运动训练操作简便，居家可训练，经济易行，能改善关节功能和活动度，增加肌力和日常生活活动能力，预防和减少废用综合征、静脉血栓等并发症。但部分主动运动训练也需要在康复治疗师专业指导下进行正确的训练，避免错误的锻炼。

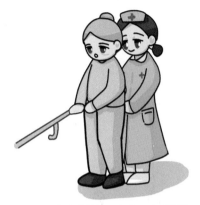

在专业指导及保护下主动训练

八、如何识别异常步态？

步态是指走动时所表现的姿态。步态分析是通过生物力学和运动学的手段来分析患者是否存在行走功能异常，主要有目测分析法和定量分析法，可揭示步态异常的原因，能更有针对性地制订治疗方案和评价疗效。

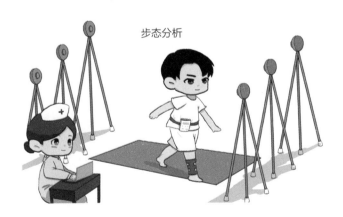

步态分析

九、如何保证正常步态?

正常步态是通过骨盆、髋、膝、踝和足趾的一系列活动完成的。正常步态应该平稳、协调、有节律，双下肢交替进行，且正常的步态需要一个完整的步行周期。

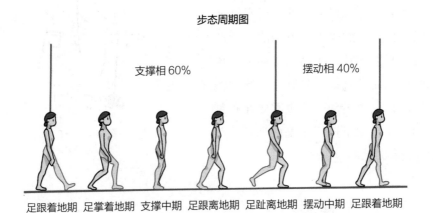

步态周期图

支撑相60%　　　摆动相40%

足跟着地期　足掌着地期　支撑中期　足跟离地期　足趾离地期　摆动中期　足跟着地期

（曾敬茹　唐凤娟　杜春萍）

第四节 运动康复训练中

一、长期卧床患者如何进行体位适应性训练？

患者躺于可抬高床头的护理床，最初可先从 30° 开始，每天 2 次，每次 15 分钟。无头晕、心慌、血压骤降等不良反应时，逐渐提高角度和延长时间，直到患者能直立为止。

在患者适应前提下，逐步抬高床头

二、踝泵运动应该怎么做？

患者取舒适卧位，伸展下肢，大腿放松，做踝屈伸运动及踝绕运动。每天多次，每次 5 ~ 10 分钟，逐渐增加强度。

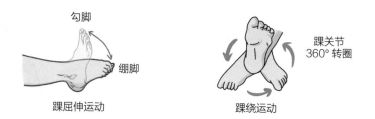

勾脚

绷脚

踝屈伸运动

踝关节 360° 转圈

踝绕运动

三、"剪刀脚"的康复训练方法

休息时尽量分开双腿，两腿间放一枕头，双脚尖尽量朝向外侧。采用摇髋牵拉训练、直腿加压坐位训练被动屈曲患者双腿，做髋关节屈伸动作。让患者多进行蛙式"爬行"训练、扶杠站立侧行训练、"骑马"训练等主动运动，以逐渐缓解痉挛，扩大关节活动范围，达到下肢分合动作的熟练和矫正剪刀步态的目的。

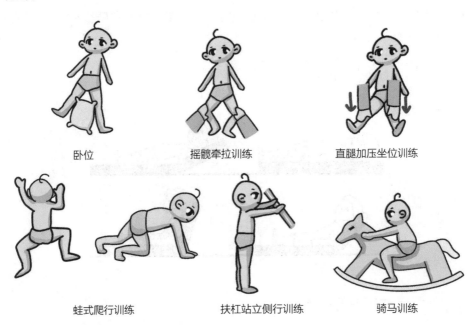

卧位　　　　　摇髋牵拉训练　　　　　直腿加压坐位训练

蛙式爬行训练　　　　　扶杠站立侧行训练　　　　　骑马训练

四、哪些方法可以矫正足下垂？

1. 被动运动　从踝关节到趾间关节做屈曲和伸展活动，用力由小到大，每天2次，每次20～30分钟。可行手法牵伸、牵拉跟腱，以防止跟腱挛缩。

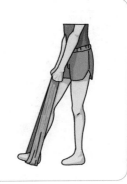

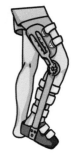

2．**主动运动**　肌力达2级以上时，可进行主动足部屈伸活动。站立时尽量保持足跟与地面接触，可佩戴踝足矫形器做下蹲和步行训练。

踝足矫形器

五、如何通过运动矫正偏瘫步态?

1．**斜板站立训练**　牵拉趾屈肌，矫正足下垂内翻。

2．**原地迈步姿势训练**　可在身体前方放一障碍物，让患者在原地来回跨过；也可让患者进行原地迈楼梯练习；还可对着镜子行走，调整步行姿势。

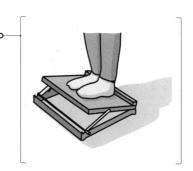

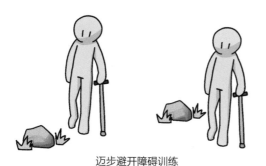

迈步避开障碍训练

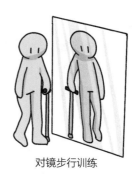

对镜步行训练

六、骨质疏松的训练方法有哪些?

骨质疏松症患者通常在翻身、起坐及久行后出现腰背部或全身骨痛，夜间或负重活动时加重，并可能伴有肌肉痉挛、活动受限甚至骨折。以下训练每天各做1~2次，每次重复15~20个，具有良好的预防及康复效果。

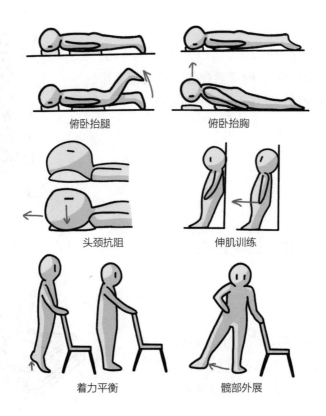

俯卧抬腿　　　　　　俯卧抬胸

头颈抗阻　　　　　　伸肌训练

着力平衡　　　　　　髋部外展

七、拇指腱鞘炎可以活动吗?

可以。可做腕部屈伸训练、握力训练、捏皮球训练、手指张力训练。但早期（3周内）避免过量的手部动作，以免造成关节的过度劳损；疼痛不能忍受，需暂停运动，热敷患处。

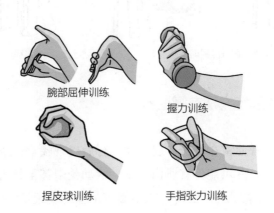

腕部屈伸训练　　　　握力训练

捏皮球训练　　　　手指张力训练

八、膝关节炎患者该怎么锻炼?

膝关节炎患者常在晨起或长时间站立后出现膝关节僵硬、疼痛,活动后疼痛减轻,但如果活动过多,疼痛又可加重,因此掌握锻炼方法及量极为重要。以下训练动作每次 10 组,每日 2 次即可。

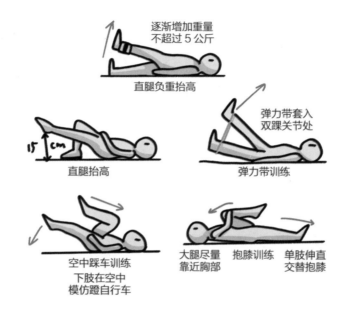

九、颈椎病的正确活动方式是什么?

颈椎病患者因长时间低头工作、玩游戏、睡高枕头,常出现颈肩部酸痛、上肢疼痛麻木无力、眩晕等症状,可以进行以下颈部活动以缓解疼痛。每日训练 3～5 次,每次 8～10 分钟。有眩晕的患者不可进行摇头晃脑,以免加重眩晕症状。同时,保持良好的生活习惯,不要长时间保持低头姿势。

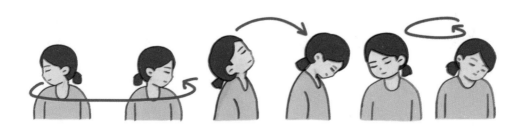

十、腰椎病的正确活动方式是什么？

腰椎间盘突出患者常表现为腰痛和一侧下肢放射痛，可通过麦肯基疗法训练缓解疼痛，提高腰背部肌力。主要训练方法包括俯卧伸展训练、站立位腰后伸、猫式训练、四点跪位抬手。

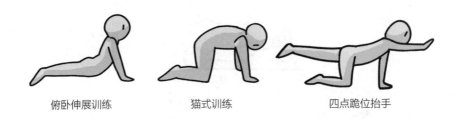

俯卧伸展训练　　　　猫式训练　　　　四点跪位抬手

十一、患侧肢体没有力量应该怎么活动？

患侧肢体没有力量主要是由于肌力下降造成的，此时需要进行针对患肢关节部位的被动活动和肌肉按摩，在家属的帮助下可进行各关节的被动屈伸和旋转运动，或者肌肉按摩和牵拉。

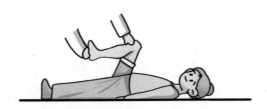

十二、肩关节脱臼后可以活动吗？

肩关节脱臼后需在专业人士帮助下复位，再进行活动。可进行臂前举、臂侧展、肩后展、肩外展、手爬墙练习等训练。每天1~2组，每组20~30次，练习后即刻冰敷15~20分钟。

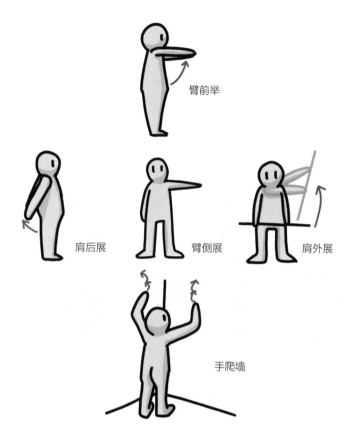

臂前举

肩后展　　臂侧展　　肩外展

手爬墙

十三、肩周炎应该动还是不动?

应该进行活动。急性期可以做握拳、伸指、分合手指、腕屈伸环绕、前臂旋转、肘屈伸、耸肩和肩带后伸的主动练习。疼痛缓解后，可行持重前后、左右、环绕摆动练习。持物重量以 1 ~ 2.5 千克为宜。每个动作可做 5 ~ 10 个，每天可练习多次。

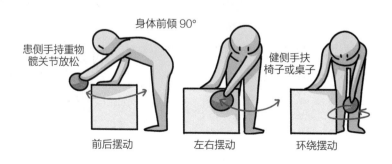

身体前倾 90°

患侧手持重物
髋关节放松

健侧手扶
椅子或桌子

前后摆动　　左右摆动　　环绕摆动

十四、如何进行手功能训练？

当手部出现肿胀、僵硬、无力等症状而影响活动时，可以通过训练手指抓握和精细动作的活动来恢复。将手掌大小的球握于手心，练习抓握，避免手长期拘挛不伸。精细活动训练可以选择堆积木、拨电话、握笔、搓木棍，以提高手的灵巧性。

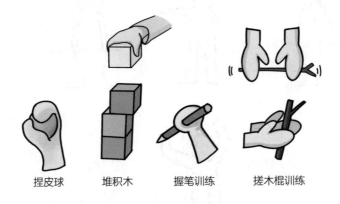

捏皮球　　　堆积木　　　握笔训练　　　搓木棍训练

十五、"手痉挛"可以捏皮球吗？

不可以。因为手痉挛时捏皮球会刺激手部末梢神经，反而加重痉挛模式。因此，在痉挛期建议保持手部的功能位即可。

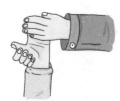

手部功能位

十六、骨折后为什么容易出现"长短腿"？

"长短腿"主要是由骨折侧肢体出现骨的再生长导致，同时部分患者骨折后步行训练时因疼痛容易长时间重心偏移，导致患侧肌肉萎缩以及本体感觉位置减弱，进而发展成假性长短腿。

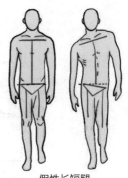

假性长短腿

十七、如何预防骨折后假性"长短腿"？

骨折后训练需要循序渐进，早期卧床时可做下肢关节的屈伸训练，后期做步行训练。为防止重心偏移，可借用助行器辅助，从部分负重逐渐过渡至完全负重。也可面对镜子，边行走边调整步态。

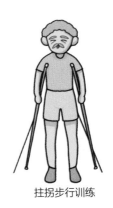

拄拐步行训练

十八、骨折有外固定支架患者可以进行运动训练吗？

可以运动。如果长时间不运动，会造成肌肉萎缩、关节僵硬等不良后果。运动训练主要锻炼固定部位相邻关节的关节活动度及肌力，如关节屈伸训练、肌肉等长收缩训练等。

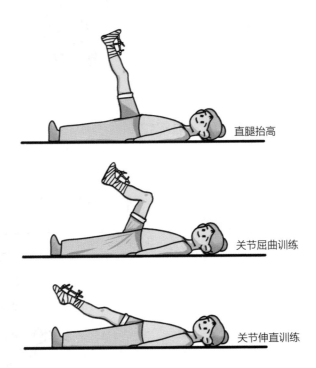

直腿抬高

关节屈曲训练

关节伸直训练

（徐慧　陈佳佳　吴姁怿）

33

第五节 运动康复训练后

一、如何评估每日康复运动量是否达标?

　　判断每日康复运动量是否达标,主要看运动心率,即人体在运动时保持的心率状态。保持最佳运动心率对于运动效果和运动安全极为重要。最佳运动心率最好控制的范围是最大心率的 65% ~ 85%。

　　最大心率计算公式是:最大心率 = 220 – 年龄

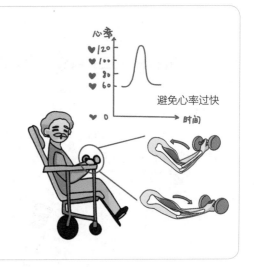

二、运动功能训练后的常见不良反应

　　运动功能训练后常常发生一些个体反应,如四肢酸痛、肢体肿胀、肢体发热、眩晕、疲劳感加重等,这些现象都是比较常见的,我们可以采取措施来减轻这些现象。

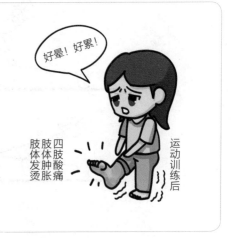

三、运动训练后为什么会关节发热?

运动训练后关节轻微发热是正常现象,如果没有明显疼痛不适的表现,可不用特殊处理。出现这种情况的原因主要是骨骼肌运动产生的热量,因此运动训练要循序渐进,避免超负荷运动。

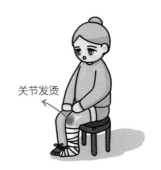

关节发烫

四、运动训练后关节发烫怎么办?

运动训练后如果关节严重发烫,可在 24 小时以内冷敷。冷敷可使毛细血管收缩,减轻局部充血,缓解疼痛,防止炎症扩散。

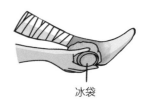

冰袋

五、运动训练后为什么容易出现肢体肿胀?

运动训练后肢体肿胀是正常的,是由于肌肉运动后患侧肢体血液回流及淋巴回流减慢造成的。运动后抬高患肢,一般当天就会消失,如果第二天都不能消退,应该积极寻找其他病因。

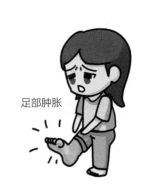

足部肿胀

六、运动训练后肢体肿胀如何处理?

1. 抬高肿胀肢体高于心脏水平,促进血液及淋巴液回流。

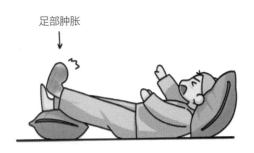

足部肿胀

2. 使用冰敷可减缓局部血液流速，降低组织新陈代谢率，抑制炎性反应，防止更严重的肿胀。

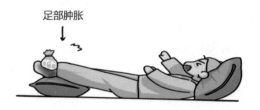

足部肿胀

3. 穿弹力袜可以加速下肢血液回流速度，在下床前抬高肢体 15min 后穿上弹力袜可减轻下肢肿胀。

弹力袜

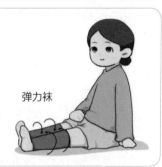

七、运动功能训练后觉得四肢肌肉酸痛正常吗?

这是正常的。根据美国运动医学学院的定义，运动后 24~72 小时内人们所感受到的酸痛感叫做迟发性肌肉酸痛，其实，这种感受是由乳酸堆积和肌肉微细结构破坏所致，也是一种运动后的正常生理反应。

四肢酸痛

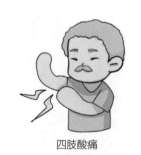

八、怎么预防运动训练后的四肢酸痛？

1. **运动前**　需做适应性的热身准备，提高自身体温，增加关节活动范围，避免关节、韧带、肌肉损伤。

2. **运动中**　运动要掌握技巧，注意正确的姿势，避免错误的姿势，以免肌肉和韧带损伤。运动需要持之以恒，循序渐近。

3. **运动后**　需要做肌肉及关节拉伸练习。对运动肌肉进行按摩，或者早期冷敷，一般冷敷 10～15 分钟。还要注意营养补充，训练后的 2 小时内摄入大量的碳水化合物有利于恢复肌糖原水平。

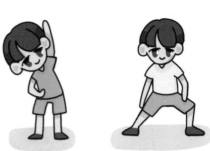

一起来做热身运动

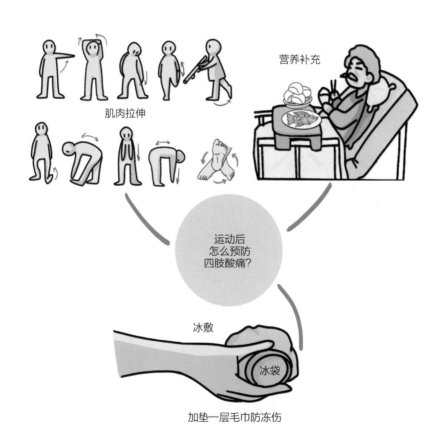

肌肉拉伸

营养补充

运动后
怎么预防
四肢酸痛？

冰敷

冰袋

加垫一层毛巾防冻伤

九、如何检查运动障碍肢体肢端循环情况？

1. 看　看肢体皮肤颜色有无变暗紫，看肢体有无肿胀。

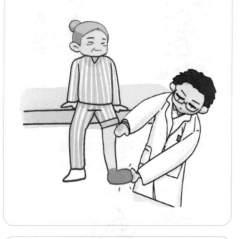

2. 摸　摸肢体的温度高低及动脉搏动情况。

检查患者患肢皮温、颜色及足背动脉搏动

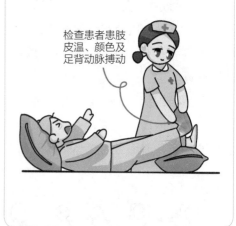

3. 压　肢体血液循环不畅会出现肿胀。

用手指按压至少 5 秒后有凹陷，说明有肿胀！

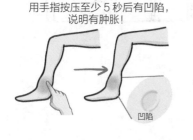

凹陷

4. 测　用软尺测肢体的大小，对比双侧肢体大小。

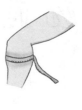

十、助行架适用于哪些运动功能障碍的患者？

适合双上肢肌力好、一侧下肢肌力相对较差的患者，如髋、膝关节置换术后，一侧下肢骨折能部分负重的患者。

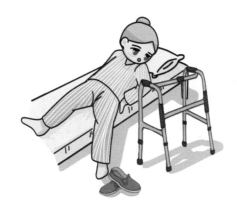

十一、拐杖适用于哪些运动功能障碍的患者？

拐杖分为腋杖和单拐。腋杖适合双上肢肌力较好，下肢截肢术后或一侧下肢骨折能部分负重的患者。单拐分为四足单拐、三足单拐和单足单拐（稳定性：四足＞三足＞单足），适用于平衡功能差、老年人、偏瘫恢复后期的患者。

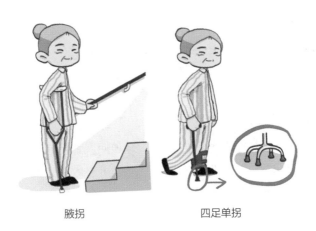

腋拐　　　　　　　　四足单拐

十二、助行器对运动功能障碍患者的作用是什么？

助行器可以帮助运动功能障碍患者支撑体重，避免患肢负重，保持平衡来辅助步行实现转移，提高患者的自理能力，提高肌力，增加活动范围，提高社会参与度。

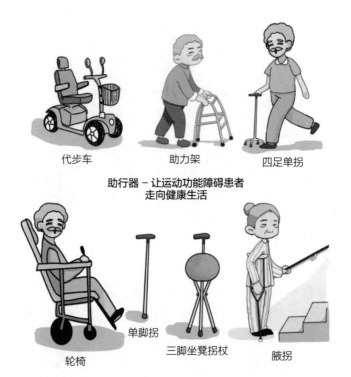

代步车　　助力架　　四足单拐

助行器－让运动功能障碍患者
走向健康生活

轮椅　　单脚拐　　三脚坐凳拐杖　　腋拐

十三、上肢运动功能障碍患者常见矫形器有哪些?

　　1．手矫形器　适用于手部骨折固定、部分手畸形的矫正、神经损伤造成的手部痉挛或无力的固定、烧伤后手指挛缩粘连等。

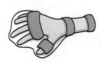

爪形手　　手矫形器

　　2．手指分离板　训练手指分开和伸展,防止和矫正手指挛缩畸形,可有效防止偏瘫的"钩形手"。

钩形手　　手指分离板

3. 肘矫形器 用于肘关节部位，适用于肘关节的骨折复位和脱位复位后的固定等。

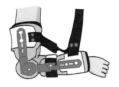

肘矫形器

十四、下肢运动功能障碍患者常见矫形器有哪些?

1. 踝足矫形器 用于踝关节及全部或部分足部位，适用于足内外翻、马蹄内翻足、足下垂、足部痉挛、踝关节侧向不稳等。

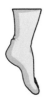
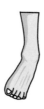
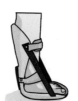

足下垂 足内翻 踝足矫形器
把踝关节保持
90°且中立位

2. 膝矫形器 用于膝关节部位，适用于膝部内外翻的固定与矫正膝关节骨折、炎症及半月板、韧带损伤等的固定。

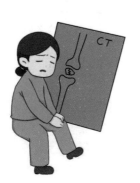
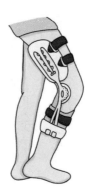

膝矫形器

十五、颈部运动障碍患者如何佩戴颈托?

1. **颈托适用患者** 颈托适用于颈椎骨折或脱位、颈椎牵引治疗后、颈椎手术前后、颈椎间盘突出症、颈椎病患者。

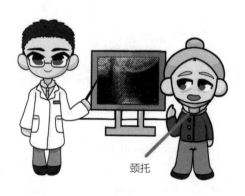

颈托

2. **颈托佩戴方法**

（1）选好大小合适的颈托后，将颈托的后片放到患者的颈后，使颈托居于中央。

（2）使患者的下颌安稳地置于颈托前片的凹槽内。颈托前片压住后片，以保证有效的固定和舒适性。

（3）通过魔术贴从两边调整，在不影响患者正常呼吸的情况下系紧颈托。

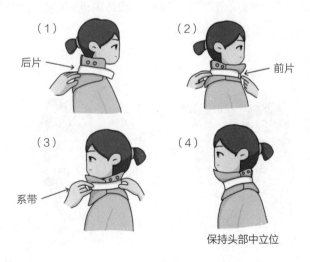

（1）后片　（2）前片　（3）系带　（4）保持头部中立位

（唐凤娟　汪学玲　吴姁怿　刘杨）

第二章

漫话·心肺功能障碍

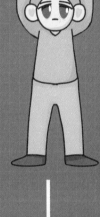

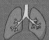

第一节 基础知识

一、人体正常心脏结构

人体心脏大致可以用 12 个字概括：上房下室，左右相反，房静室动。人体心脏的大小如同自己拳头大小，外形像桃子，心房连接静脉，心室连接动脉。

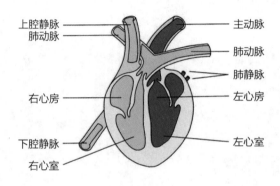

二、人体正常肺部结构

肺是人体气体交换的重要场所。肺就像一颗倒立的大树，树干是主气管，分支的小树干是左右支气管。树杈分支越来越细，最细的分支为细支气管，每条支气管的末端是肺泡。

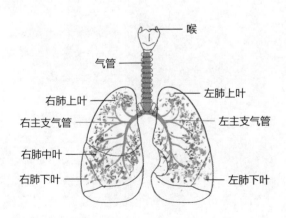

三、心与肺之间的关系是什么？

　　心与肺是相互作用、相互依存的关系。心脏主要保障人体的血液循环，肺是人体呼吸和气体交换的场所。只有心功能正常，才能保证正常的血液循环，才能维持肺的呼吸功能正常。同样，只有肺功能正常，才能保证有充足的氧气和二氧化碳进行气体交换，心脏才能将氧气输送到全身，保证全身各器官对氧气的需要。

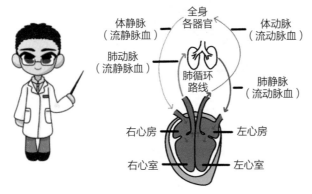

心脏只有拳头那么大，就像一个水泵为血液循环提供动力，它把新鲜的血液送往全身，再把身体各部分用过的血液送往肺，在肺里通过氧气交换，血液重新变得新鲜，富含氧气。

四、呼吸常用肌群有哪些？

　　呼吸肌是指与呼吸运动有关的肌肉，包括肋间肌、膈肌、腹壁肌、胸锁乳突肌、背部肌群、胸部肌群等。

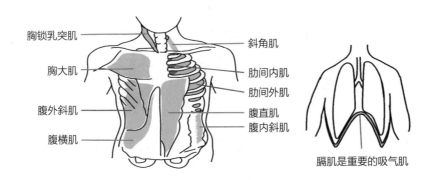

膈肌是重要的吸气肌

五、人体摄取氧气的过程是什么？

　　用鼻子或者嘴吸气，气体经过气管到达肺部，通过肺泡壁和毛细血管壁进入血液，再通过血液循环到达周围组织。简单来说，就是吸气时空气进入肺部，气体交换后，一部分气体被呼出体外，一部分氧气进入血液，被运送到心脏，心脏把血液泵到全身各处。

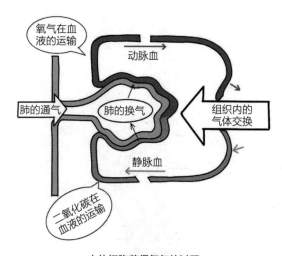

人体细胞获得氧气的过程

六、什么是心功能？

　　心功能是指心脏泵血的功能。

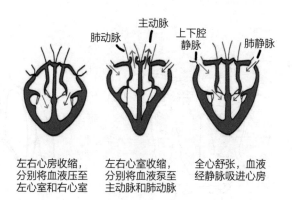

七、什么是肺功能?

肺功能包括肺的通气功能和换气功能。人体只有通过肺的通气功能和换气功能,才能实现人体与外界之间的气体交换,保证人体正常的氧供,排出二氧化碳。

1. 通气功能 是空气进入肺泡里,气体从肺泡排出的过程。

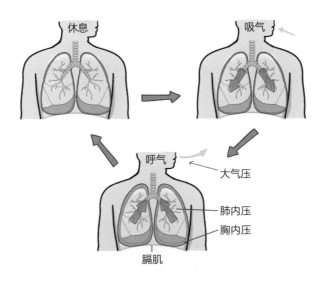

2. 换气功能 是指进入肺泡的空气与肺毛细血管血液之间的气体交换的过程。

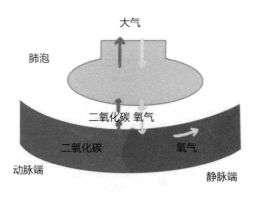

肺循环毛细血管

八、什么是心功能分级?

心功能共有四级:

Ⅰ级:患者患有心脏病,但活动量不受限,一般活动不易引起疲乏、心悸、呼吸困难等症状。

Ⅱ级:患者患有心脏病,体力活动轻度受限,休息时无症状,一般活动后可出现上述症状。

Ⅲ级:患者患有心脏病,体力活动明显受限,休息时无症状,一般活动可出现上述症状,休息后缓解。

Ⅳ级:患者患有心脏病,不能从事任何体力活动,休息时也出现心衰症状,体力活动后加重。

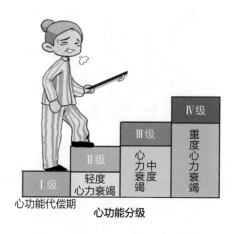

心功能代偿期   心功能分级

九、什么疾病会引起心肺功能障碍?

心肺功能障碍主要由心脏和肺部的疾病引起。

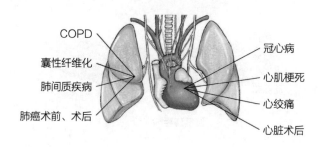

十、心肺功能障碍常见临床表现有哪些？

心肺功能障碍常见临床表现包括呼吸困难、咳嗽、咳痰、胸闷、胸痛、乏力等，不同疾病会有个体化的临床表现。

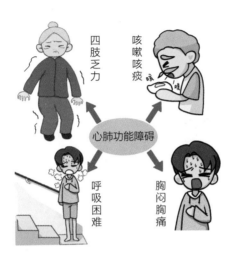

十一、什么是有氧训练？

有氧训练是指身体大肌群的中等强度、动力性、周期性的训练，并持续一定时间，是以提高机体有氧代谢能力和全身耐力为目的的训练方式。

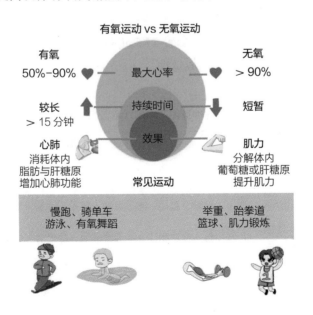

十二、什么是心肺耐力？

心肺耐力是指全身大肌群长时间运动的持久能力。心肺耐力越好，意味着能跑得更远、更久，连续性工作和生活的身体承受能力越好。

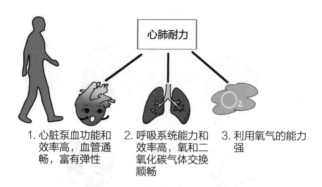

1. 心脏泵血功能和效率高，血管通畅，富有弹性　　2. 呼吸系统能力和效率高，氧和二氧化碳气体交换顺畅　　3. 利用氧气的能力强

十三、什么是代谢当量？

代谢当量（metabolic equivalent，MET）是维持静息代谢所需要的耗氧量；是以安静坐位时能量消耗为基础，表达各种活动时相对能量代谢水平的常用指标。代谢当量不仅可评价心肺功能，还能反映运动强度和计算运动消耗等，用处多多。

$$1MET = 耗氧量 3.5ml/（kg·min）$$

例如，一个急性心肌梗死后患者的心脏功能容量是 5MET，即为 17.5ml/（kg·min），相当于每千克体重每分钟 17.5ml 的耗氧量，表示其心脏能够承受 5 倍于安静坐位时的耗氧量的活动或运动。

各种身体活动的代谢当量

METS	影响	活动
＞7	生活基本不受影响	登山、跑步、攀岩、足球、干农活、林业工作、较重的挖掘工作
6~7	进行社交活动	快走、慢跑、爬楼、搬运重物、铲土、锯木、羽毛球、滑雪、旅游
3~5	维持基本日常活动	正常步行、慢速爬楼、普通家务活、性生活、交谊舞、乒乓球
＜3	仅能自我照顾	吃饭、穿衣、洗漱、剃须、轻家务、伏案工作、站立、缓慢步行

十四、咳嗽与呼吸肌的关系?

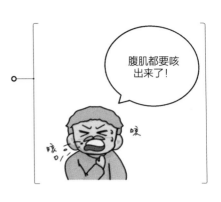

腹肌都要咳出来了!

　　咳嗽时，呼吸肌（膈肌、腹肌与辅助肌群）都会参与其中。

　　咳嗽动作首先是快速短促吸气，膈肌下降，声门关闭，随即呼气肌、膈肌与腹肌快速收缩，使肺内压迅速升高，然后声门突然开放，肺内高压气流喷射而出，冲击声门裂隙而发生咳嗽动作。呼吸肌、膈肌受累，常会出现咳嗽无力、呼吸困难等。

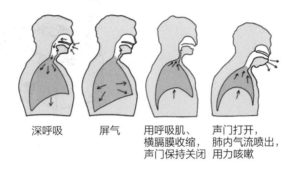

| 深呼吸 | 屏气 | 用呼吸肌、横膈膜收缩、声门保持关闭 | 声门打开，肺内气流喷出，用力咳嗽 |

十五、什么是抗阻训练?

　　抗阻训练通常指身体克服阻力以达到肌肉增长和力量增加的过程，是增加肌肉力量、体积和耐力的有效方法，主要包括静力性（等张）和动力性（等长、等动）收缩活动。

　　1. 等张收缩　当把肌肉往两端拉长时，肌肉的每一个区域受到的张力都是一样，包括向心收缩和离心收缩。

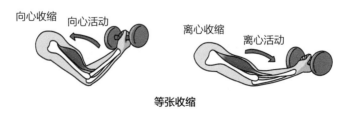

向心收缩　向心活动　　离心收缩　离心活动

等张收缩

2. 等长收缩　肌肉长度始终没有变化，但是在持续发力。

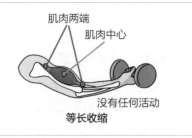

肌肉两端
肌肉中心
没有任何活动
等长收缩

3. 等动收缩　需通过等动练习器进行训练，指动作速度不变，且器械的阻力与练习者用的力量成正比，保证动作过程中肌肉始终受到最大的负荷刺激。

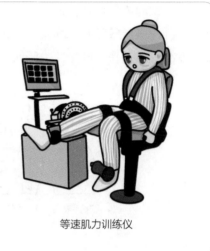

等速肌力训练仪

（李思敏　王娇　谢国省）

第二节 心·肺功能障碍的危害

一、胆固醇升高对心脏有影响吗?

有。胆固醇过高,会沉积到血管壁,形成脂质斑块,使血管狭窄,进一步导致靶器官的供血障碍。所谓的靶器官,主要是指心、脑、肾等重要的脏器,这些脏器供血不足会引起相应的疾病。

二、如何识别猝死及其紧急处理方法?

猝死又称心脏骤停,是指心脏射血功能突然终止,大动脉搏动与心音消失,重要器官严重缺血、缺氧,导致生命终止。当发现有人突然倒地,拍双肩、大声呼喊仍然没有反应,呼吸异常(停止、过缓或喘息),即可认定其出现了心脏骤停(cardiac arrest,CA),应立即予以心肺复苏(cardiopulmonary resuscitation,CPR)。

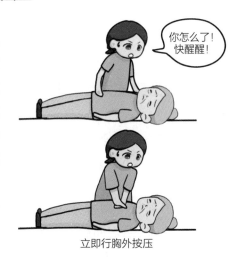

立即行胸外按压

三、呼吸困难会导致什么后果?

呼吸困难是指主观上感到空气不足、呼吸费力,客观上表现为呼吸运动用力,呼吸辅助肌参与呼吸运动,并且可有呼吸频率、节律改变。呼吸困难可出现张口呼吸、鼻翼翕动、端坐呼吸甚至发绀,严重时还可能危及生命。

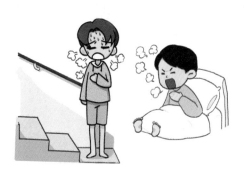

四、呼吸功能障碍常见疾病有哪些？

呼吸功能障碍主要分为慢性呼吸系统疾病和继发性呼吸功能障碍，慢性呼吸系统疾病常见的有慢性阻塞性肺疾病、肺纤维化、支气管哮喘、肺恶性肿瘤等。继发性呼吸功能障碍是指其他原因导致的呼吸障碍，常见的有脑卒中、神经肌肉疾病、呼吸肌功能障碍等。

五、心肺耐力下降会影响体力活动吗？

答案是肯定的。心肺耐力下降会导致四肢乏力，随着心肺耐力下降程度的加剧，体力活动可显著受限，甚至无法进行日常活动，完全依赖他人的照顾。

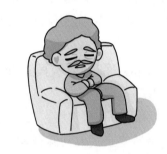

六、常年感觉四肢发凉，正常吗？

很多人都有手脚冰凉的经历，冬天尤甚。其实，大多数人的手脚冰凉是一种正常现象。

当然，有时候手脚冰凉却提示一些疾病。如果在室内一段时间后依然存在手脚冰凉，就可能提示四肢的血液循环障碍。此外，手脚冰凉的背后还可能有更多的健康隐患，如心功能减退、血管闭塞性脉管炎、雷诺现象、贫血等。

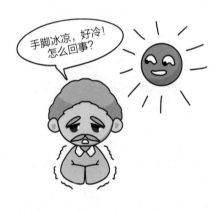

（叶静　杨倩　谢国省　郑琪翔）

第三节 心·肺功能障碍康复训练前

一、肺功能障碍为什么要吸氧？

吸氧是治疗心肺疾病的重要手段。主要包括鼻塞吸氧法、鼻导管吸氧法及面罩吸氧法，根据病情的不同进行相应的选择。吸氧可以缓解缺氧的症状及纠正患者身体里面缺氧的状态，同时还可以提高动脉的血氧分压以及氧饱和度水平，起到促进代谢的作用，是多种疾病的辅助治疗方法之一。

二、心肺运动试验是什么？

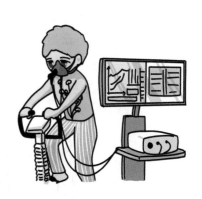

心肺运动试验英文简称 CPET，是目前国际上普遍使用的衡量人体呼吸和循环功能水平的肺功能检查手段之一，可用于功能性运动容量的评价、疾病的诊断以及判断治疗。心肺运动试验是一种诊查手段，在负荷递增的运动中反映人体的心肺功能指标，经过对各项参数的综合分析，了解心脏、肺脏和循环系统之间的相互作用与储备能力，可供医务人员了解病情及治疗效果。

三、为什么心肺功能障碍者要减少卧床？

心肺功能障碍者躺下后中心静脉压增高，回心血量增加，肺血流压力增高，呼吸困难症状会加重。长期卧床会出现各种并发症。因此，应鼓励、支持及帮助卧床的患者，按照具体情况进行渐进性的功能锻炼，尽早恢复机体功能，提高生活质量。

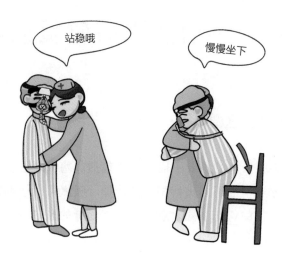

四、热身运动应该怎么做？

热身运动又称准备运动，是在运动训练前以较轻的活动量先行活动肢体，为后面更为强烈的身体活动做准备。热身训练系列动作如下：头颈左右旋转、头颈前后点头、向后举臂摸肩、左右侧屈摸膝、托踝向后碰臀、单腿向后伸直、单腿下压摸足尖、双腿拉伸摸膝、左右足踝旋转。

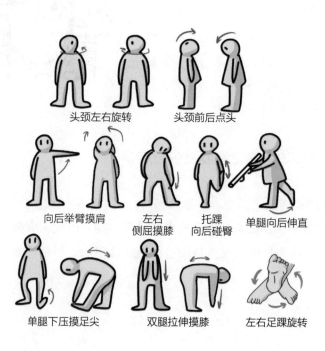

五、6 分钟步行试验的意义是什么？

6 分钟步行试验是用于评价中重度心肺疾病患者的全身功能状态，可以作为临床试验的重点观察指标，评价心功能及心衰患者的预后，预测生存率。该试验操作简单、重复性好、敏感性高。在测试过程中为保证安全准确，需要做好相应的准备工作，护士需要准备好相应的测试工具及抢救设备，以备不时之需。测试对象需要穿着合适的衣物、适当的休息及做好准备工作。

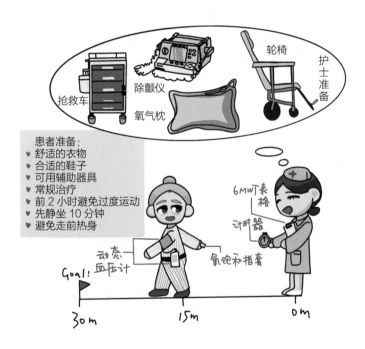

六、肺功能测试有什么意义？

肺功能测试用于肺、呼吸道病变的早期筛查，鉴别呼吸困难和咳嗽的原因，评估肺部疾病的病情严重程度、药物和其他治疗方法的疗效、胸肺外科手术耐受力及术前风险、预测术后恢复，更是早期发现及诊断慢阻肺的金标准，也是最简便、最准确的方法。

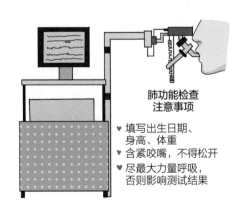

57

七、肺部手术前需要做肺康复吗？

需要。肺康复是针对慢性呼吸疾病患者进行全面评估后个体化的综合干预，术前康复可以明显改善术后的心肺功能情况，减少术后并发症，缩短住院时间，利于患者早日康复。

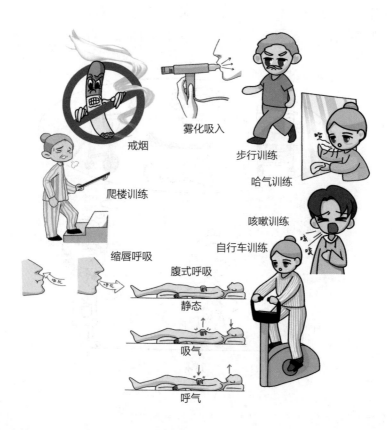

八、肺部手术后需要做肺康复吗？

需要。肺部手术对呼吸功能有一定的影响。通过术后肺康复训练，可以减少术后感染、肺不张等并发症，提高呼吸功能、运动耐力及日常生活自理能力，也可以加速康复，缩短住院周期，降低死亡率，提高生活质量。

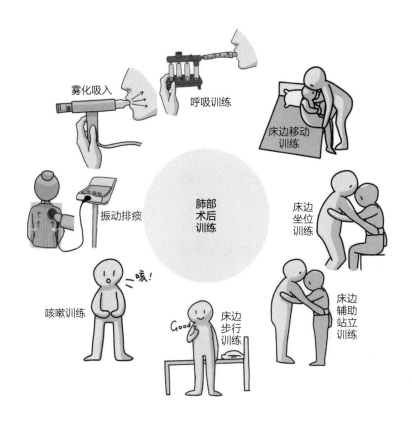

九、呼吸困难还可以活动吗？

可以适当活动。各种适当的活动能改善呼吸循环功能，提高神经肌肉的活动效能，尤其对慢性阻塞性肺疾病所引起的慢性进行性呼吸困难甚为重要。但要注意活动的强度、频率以及时间，根据自身身体的耐受程度进行循序渐进、从易到难的活动。

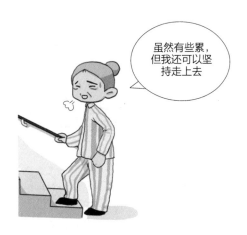

（朱俞彤 杨倩 谢国省）

第四节 心肺功能障碍康复训练中

一、会做缩唇呼吸吗？

缩唇呼吸指吸气时用鼻子吸气，呼气时嘴唇噘起，像吹口哨一样慢慢呼气的方法。吸呼之比为 1∶2 或 1∶3；呼气时以呼出的气流能使距口唇 15～20cm 的蜡烛火苗倒向对侧，但不吹灭；每天练习 3～4 次，每次 15～30 分钟。

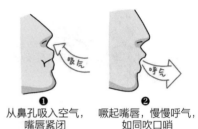

❶ 从鼻孔入空气，嘴唇紧闭

❷ 噘起嘴唇，慢慢呼气，如同吹口哨

缩唇呼吸

二、会做腹式呼吸吗？

1. **双手置上腹法** 取舒适体位（坐位或卧位皆可），放松全身肌肉，双腿屈膝，双手分别放于左右两侧上腹部。每次 5～10min，每天 2～3 次。

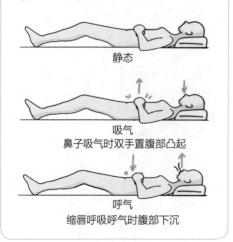

静态

吸气
鼻子吸气时双手置腹部凸起

呼气
缩唇呼吸呼气时腹部下沉

2. **双手分置胸腹法** 取舒适体位（坐位或卧位皆可），放松全身肌肉，一手放于胸部（两乳之间），主要是控制胸部不动，一手放于腹部。每次 5～10min，每天 2～3 次。

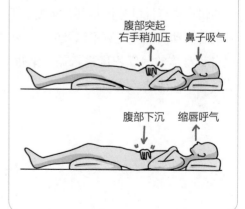

腹部突起 右手稍加压 鼻子吸气

腹部下沉 缩唇呼气

三、怎样做雾化吸入更安全有效？

雾化吸入时取坐位，病情不允许的情况下可半坐卧位或侧卧位，避免仰卧位。雾化时深呼吸，有利于药物的吸入。雾化前不要涂抹油性面霜，雾化前后半小时不要进食。雾化吸入激素后，立即清洗面部、漱口，以减少经皮肤吸收药物及药物残留口腔造成口腔溃疡或念珠菌感染。雾化时间尽量不超过20min，雾化器用温水或清水清洗，禁用开水冲洗，应专用，防止交叉感染。

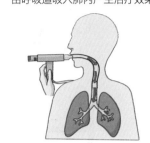

雾化吸入是将药物化成细小的颗粒，由呼吸道吸入肺内产生治疗效果

四、怎样咳嗽能更有效的排出痰液？

咳嗽是一种保护性呼吸道反射，保护呼吸道的清洁和通畅，因此咳嗽一般是一种有益的动作。对于咳痰困难，我们需要指导有效咳嗽。正确有效咳嗽方法是：先进行深而慢的呼吸5~6次，然后深吸气末屏气2~3秒，身体前倾，双手按压上腹部，迅速张嘴进行2~3次短促有力的咳嗽，帮助痰液咳出。

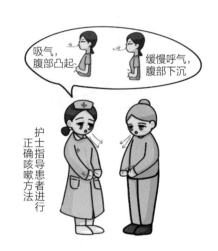

吸气，腹部凸起；缓慢呼气，腹部下沉

护士指导患者进行正确咳嗽方法

五、痰液很多，拍背咳痰真的做对了吗？

正确的拍背方法是：五指并拢，手呈空杯状，从下到上，从外到内，从胸部第6肋间隙、背部第10肋间隙开始。每个部位2~5分钟，每分钟120~160次。在餐前30分钟或餐后2小时进行，避免发生呕吐。避开脊柱、骨突处、肾区、乳房、心脏部位。

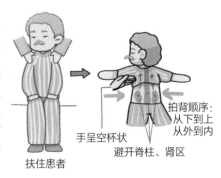

扶住患者；手呈空杯状；避开脊柱、肾区；拍背顺序：从下到上从外到内

六、体位排痰的正确打开方式是什么？

体位排痰是指利用重力原理让有痰液部位处于高处，引流支气管开口在下，使肺部及深部支气管的痰液引流至较大的支气管并咳出体外的方法。宜在餐前1h 或餐后 1~2h 进行。每次时间 10~15min，每日 1~3 次。

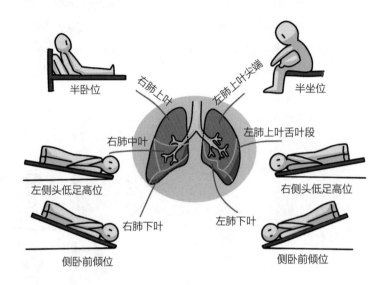

半卧位　右肺上叶　左肺上叶尖端　半坐位

右肺中叶　左肺上叶舌叶段

左侧头低足高位　右侧头低足高位

右肺下叶　左肺下叶

侧卧前倾位　侧卧前倾位

七、振动排痰有什么作用？

振动排痰能同时提供两种力，一种是垂直力产生的叩击、振颤，使呼吸道黏膜表面黏液及代谢物松弛和液化，另一种是水平力产生的挤推、振颤，帮助已液化的黏液按选择的方向流向大支气管，从而使痰液排出体外。还可预防静脉淤滞，改善肺部血液循环和全身肌肉张力，松弛呼吸肌，利于机体康复。

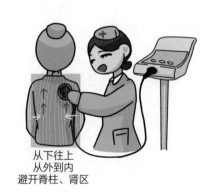

从下往上
从外到内
避开脊柱、肾区

八、主动循环呼吸技术是什么？

主动循环呼吸技术由呼吸控制、胸廓扩张运动和用力呼气技术三个部分组成，具有可变性。呼吸控制是按自身的速度和深度进行潮式呼吸，并鼓励其放松上胸部和肩部，尽可能多地利用下胸部来完成呼吸，能防止血氧饱和度的下降，预防气管痉挛；胸廓扩张运动是着重于吸气的深呼吸运动，在吸气末常需屏气3秒钟，然后完成被动呼气动作，能减少肺组织的塌陷，增加肺通气量，松动分泌物；用力呼气技术由1~2个用力呵气组成，可以促进外周及气管分泌物的排出。

九、肺部手术前如何进行呼吸操训练？

呼吸操能起到强身健体、增加呼吸肌的肌力和耐力；减轻呼吸困难；提高活动能力；预防呼吸肌疲劳和呼吸衰竭的发生。所以手术前进行呼吸操训练能够降低肺癌术后肺炎发生率，且有助于术后快速康复。康复训练如下：

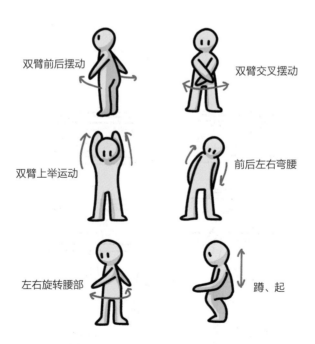

十、肺部手术后如何康复训练？

由于肺部肿物手术切除了部分或一侧的肺组织，导致呼吸功能的减退而影响患者生活质量，术后及时进行康复训练能刺激机体建立代偿，有助于呼吸功能的恢复，早日回归家庭、回归生活。康复训练方法如下：

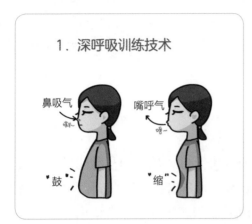

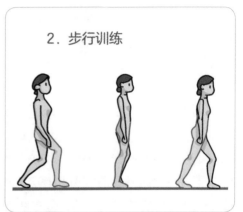

十一、心肺疾病术后，有伤口的一侧可以活动吗？

可以活动。活动方法如下：

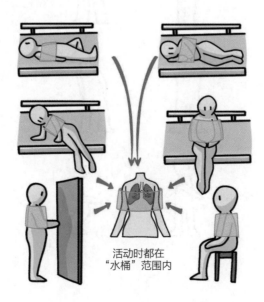

活动时都在
"水桶"范围内

十二、如何借助弹力带进行抗阻训练？

应该以增加肌肉力量为目的，对全身大肌肉群如背部、上臂部、腹部、肩部、腿部和臀部采用弹力带进行柔性抗阻练习。

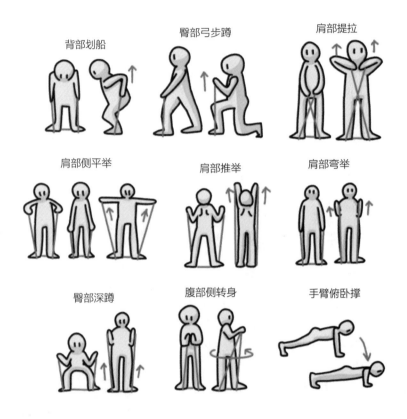

（曾宁　邓捷　谢国省　王凤临）

第五节 心·肺功能障碍康复后

一、哪些放松体位有利于有效呼吸？

可以通过呼吸控制的放松体位，用最小的力来达到最大程度的有效呼吸，改善呼吸状态。主要可以采取坐位、站立前倾位、后倾站位、侧倾站位。

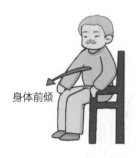

身体前倾

取站立位
身体前倾
双手肘支撑在台面上
上胸部放松

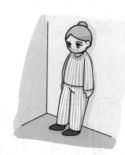

取站立位
背部倚靠在墙上
双下肢稍平行分开
上胸部放松

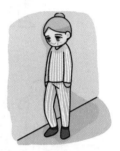

站立位
侧靠在墙面上
外侧下肢作支撑
内侧下肢稍放松
上胸部放松

二、肺部术后什么时候可以开始活动？

肺部术后运动越早越好，患者在手术当天可以进行床上活动（左右翻身，活动上下肢），一般在术后第1天可以下床活动。要根据自己的身体状况合理安排运动强度和时间。注意运动时的主观感受，若出现胸闷气短的情况，就说明运动负荷过大，应降低强度。

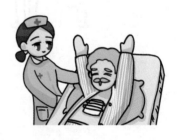

三、肺部术后为什么要指导有效咳嗽？

肺部术后，很多患者因害怕疼痛不敢咳嗽，但有效地咳嗽可以使肺部复张，恢复患者肺

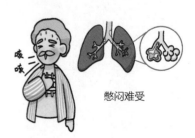

憋闷难受

功能，而且可以帮助患者排出残留在肺内的血液和组织细胞，防止肺部感染的发生。

四、活动后需要做拉伸训练吗?

需要。拉伸运动是指通过把肌肉和肌腱组织拉长来增加关节的活动范围。做拉伸运动的时间应在热身及训练结束后的冷却阶段。在心血管疾病和慢性病康复期做拉伸运动，可增强身体柔韧度，舒缓肌腱疲倦，改善心肺功能。

五、活动后如何做拉伸训练?

拉伸训练可以使韧带肌肉和关节与关节之间的配合更加柔和，减少受伤可能性。

1. 胸大肌训练技术

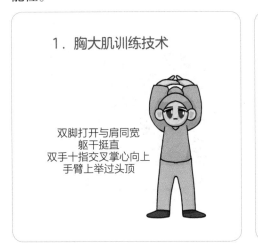

双脚打开与肩同宽
躯干挺直
双手十指交叉掌心向上
手臂上举过头顶

2. 小腿肌训练技术

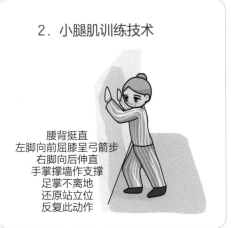

腰背挺直
左脚向前屈膝呈弓箭步
右脚向后伸直
手掌撑墙作支撑
足掌不离地
还原站立位
反复此动作

3. 大腿后肌训练技术

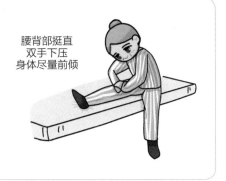

腰背部挺直
双手下压
身体尽量前倾

六、活动越多出汗越多越好吗？

很多人认为，运动时出汗越多运动效果越好。实际上，大量的汗液会带走人体内的钾离子、钠离子等物质，对于体质不好的人来说，出汗过多可能导致人体脱水，从而出现头晕眼花、腹痛等症状。因此，运动并不是出汗越多越好，只要微汗就可以了，适度运动最重要。

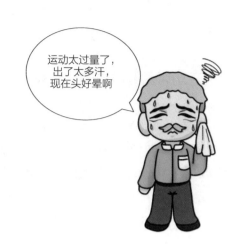

七、居家生活中如何节力？

1. 能量节约技术　在训练时要求费力，以提高身体功能的储备力。但是实际生活和工作活动中要强调省力，以节约能量，完成更多的活动。

2. 物品摆放有序化　事先准备好日常家务杂事或活动所需的物品或材料，并按照一定规律摆放。

3. 活动程序合理化　按照特定工作或生活任务的规律，确定最合理或者最顺手的流程或程序，以减少不必要的重复劳动。

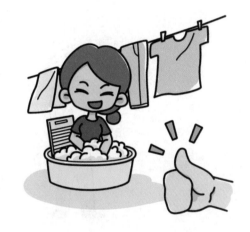

4. 操作动作简单化　尽量采用坐位，并减少不必要的伸手、弯腰等动作。

5. 劳动过程工具化　搬动物品或劳动时尽量采用推车或其他省力的工具。

（谢国省　邓捷　曾宁）

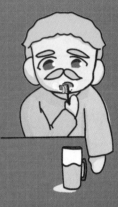

第三章

漫话吞咽功能障碍

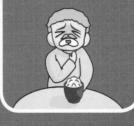

第一节 基础知识

一、正常吞咽活动分几期？

正常吞咽活动分为五期：认知期、准备期、口腔期（咀嚼食物，舌头将食物推向咽喉部，为吞咽做准备）、咽期（食物从咽喉部进入食管，同时会厌软骨关闭气道）和食管期（食物通过食管蠕动进入胃）。

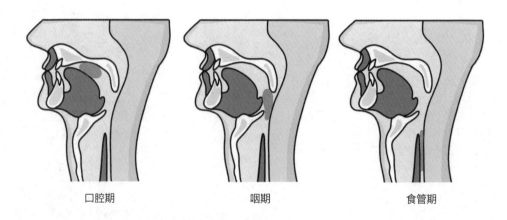

口腔期   咽期   食管期

二、参与吞咽的器官有哪些？

吞咽是人类最复杂的躯体反射之一，参与吞咽的器官包括颊、唇、齿、舌、软腭、咽部、喉、食管等，需要与面部有关的肌肉兴奋（26对）和抑制的协调运动，以及脑神经（6对）的调控共同完成。食团进入口腔，通过舌的翻卷把食团推送到咽部，咽与口腔、鼻腔、喉腔和食道相通，关闭咽与鼻腔、喉腔的通道，食物经咽进入食道。

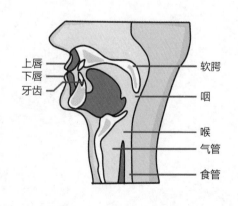

上唇 —— 下唇 —— 牙齿

软腭

咽

喉
气管
食管

三、什么是吞咽功能障碍？

　　吞咽功能障碍是指下颌、双唇、舌、软腭、咽喉、食管括约肌或食管功能受到损害，不能安全有效地把食物从口腔送到胃内取得足够营养和水分的进食困难。

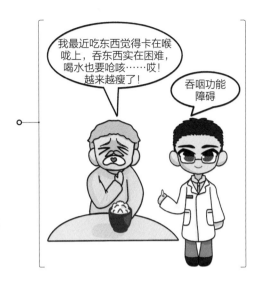

四、哪些信号提示可能有吞咽功能障碍？

　　若出现不自主的流口水、饮水呛咳、进食后有哽咽感、进食时间延长、进食费力、进食量减少、食物反流等，均提示可能存在吞咽功能障碍。

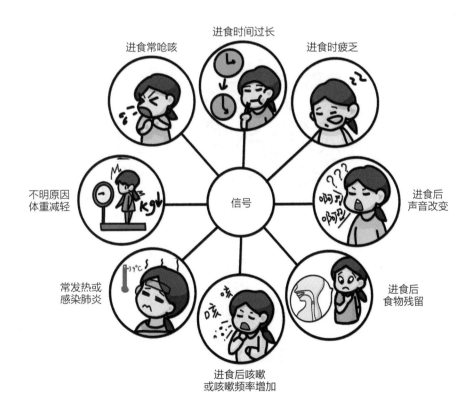

五、如何确诊吞咽功能障碍？

吞咽造影检查是诊断吞咽功能障碍的金标准，是在 X 线透视下，针对口、咽、喉、食管的吞咽运动所进行的特殊造影，它不仅可以发现吞咽障碍的结构性或功能性异常的病因及其部位、程度和代偿情况、有无误吸等，还是选择有效治疗措施和观察治疗效果的依据。

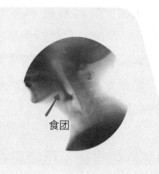

食团

六、吞咽功能障碍的治疗有哪些？

吞咽功能障碍的治疗有吞咽－摄食训练、电刺激疗法、肌电图生物反馈治疗、针灸等。治疗需要在专业人员指导下完成。

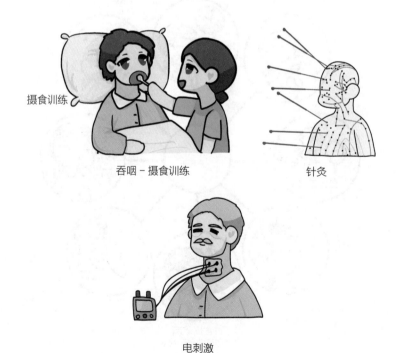

摄食训练

吞咽－摄食训练

针灸

电刺激

七、什么是误吸?

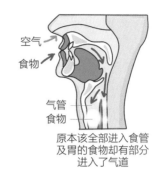

误吸是指人体将口咽部内容物（食物残渣、口腔分泌物等）或胃内容物吸入声门以下呼吸道的一种现象。

原本该全部进入食管及胃的食物却有部分进入了气道

八、如何判断是否发生了误吸?

误吸分为隐性误吸和显性误吸。隐性误吸发生时，无咳嗽、刺激性呛咳、气急等症状，易被漏诊。显性误吸表现为刺激性剧烈呛咳、憋闷、呼吸困难和发绀等，需立刻进行处置。

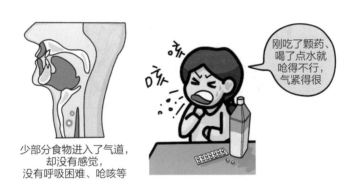

少部分食物进入了气道，却没有感觉，没有呼吸困难、呛咳等

九、什么是窒息?

人体的呼吸过程由于某种原因受阻或异常，导致全身各器官组织缺氧及二氧化碳潴留而引起的组织细胞代谢障碍、功能紊乱和形态结构损伤的病理状态称为窒息。

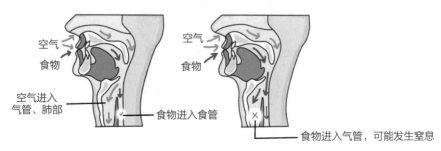

十、营养不良的分型及临床表现有哪些?

营养不良分为消瘦型营养不良、蛋白质营养不良及混合型营养不良。消瘦型营养不良以能量不足为主,皮下脂肪、骨骼肌显著消耗,表现为消瘦;蛋白质营养不良以蛋白质缺乏为主,能量供给尚能适应机体需要,以水肿表现为主;混合型营养不良表现为低蛋白血症。

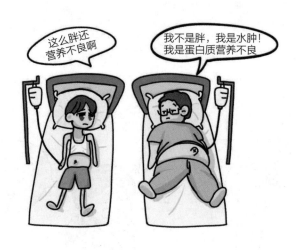

十一、"一口量"是什么?

"一口量"即最适合于吞咽的每次入口量。正常人约为 20ml。有吞咽功能障碍的人一口量一般以 3~5ml 开始,逐渐增加至 20ml。

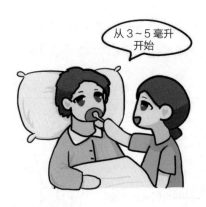

(倪碧玉　曾晓梅　刘祚燕)

第二节　吞咽功能障碍的危害

一、吞咽功能障碍如何预防误吸的发生？

1. **体位姿势的选择**　推荐最佳体位为坐位，坐位时颈部稍向前屈。不能维持坐位时，仰卧并抬高床头 30° 以上，颈部前屈，头颈部下可垫一软枕。吞咽障碍者坐位进食可加速胃的排空，较好的维持胃肠的生理位置，降低误吸的发生率，提高进食的安全。

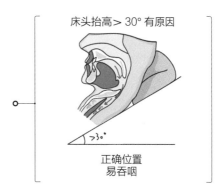

床头抬高＞ 30° 有原因

正确位置
易吞咽

2. **食物的选择**　容易吞咽的食物应密度均匀、黏性适当、不易松散、不容易残留，首选糊状食物（详见本章第三节）。

3. **进食的注意事项**　提供适宜的食物和液体，小口进食，低头吞咽，保证有足够的时间吞咽，进食后保持 30～60 分钟坐位或立位，出现呛咳或进食后声音改变，应立即停止，必要时及时就医。

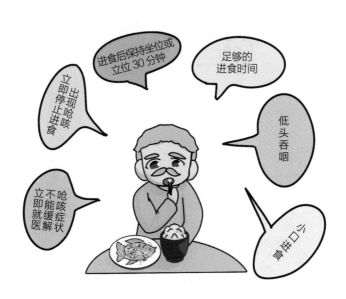

进食后保持坐位或立位 30 分钟

足够的进食时间

立即停止进食出现呛咳

低头吞咽

不呛咳能缓解症状立即就医

小口进食

二、误吸了，怎么办？

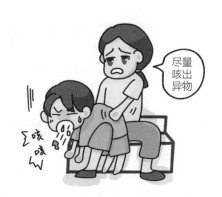

及时清理口腔内痰液、呕吐物等，有活动义齿者取出义齿，也可采取俯卧位，头低脚高，叩拍背部，尽可能使吸入物排出，必要时及时就医。

三、窒息的紧急处理是什么？

当窒息（气道被物品或食物梗阻）发生时，可实施海姆立克急救法（Heimlich Maneuver），救护者站在窒息者身后，从背后抱住其腰腹部，一手握拳，拳心向内按压于受害人的肚脐和肋骨之间的部位，另一手掌捂按，捂按在拳头之上，双手急速用力向里向上挤压，反复实施，直至阻塞物吐出为止。

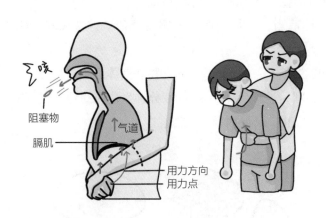

四、营养不良会导致什么后果？

长期营养不良容易导致贫血（最常见）、多种维生素缺乏、抵抗力下降、低血糖，严重者危及生命。小儿长期营养不良，可造成生长发育迟缓、新陈代谢异常、智力低下及各系统功能低下等。

五、吞咽功能障碍对言语功能有影响吗?

有!吞咽功能障碍的人可能存在下颌、舌、上腭及咽喉等部位的功能损害,因为人体咽腔是发声的共鸣腔,腭与舌也是协助发声的器官,对于声音的清晰度及音质有极重要的关系。

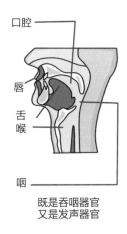

既是吞咽器官
又是发声器官

六、吞咽功能障碍与伤口愈合有关吗?

有关。吞咽功能障碍所造成的营养不良不仅会导致伤口愈合缓慢,还会造成机体抗病能力下降,伤口更易出现感染。

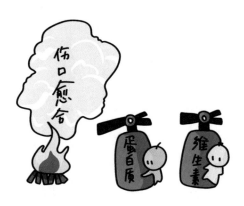

七、吞咽功能障碍遇到特殊用药怎么办？

吞咽功能障碍者服用口服药时易误入气管，严重时威胁生命安全。安置胃管的患者，需将药物碾碎后用温水拌匀，注入胃管。特别注意：胶囊类、缓释片、糖衣片、控释片、口含片、舌下含片、肠溶片均不能碾碎，请遵医嘱选择其他药物。

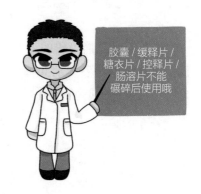

胶囊/缓释片/糖衣片/控释片/肠溶片不能碾碎后使用哦

（唐艺丹　曾鹏　余慧　刘祚燕）

第三节 吞咽功能障碍康复训练前

一、营养摄入方法有哪些?

1. 肠内营养　经胃肠道提供维持人体代谢所需营养素的方法。包括经口进食和经导管输入两种,其中经导管输入包括鼻胃管、鼻肠管和胃肠造瘘等。

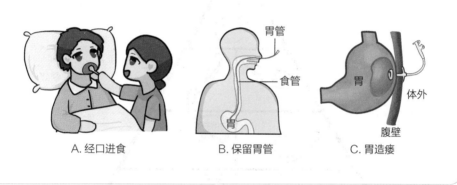

A. 经口进食　　　　B. 保留胃管　　　　C. 胃造瘘

2. 肠外营养　经静脉途径供应人体所需的营养要素,应用于营养不良、胃肠道功能障碍、严重感染、创伤或大手术前后等。

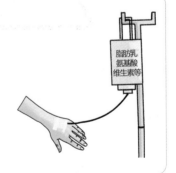

二、吞咽功能障碍者可以选择的食物种类有哪些?

吞咽功能障碍者饮食应考虑食物的形态、黏度、流动性、营养成分及喜好等。2019 版《吞咽障碍膳食营养管理中国专家共识》将吞咽障碍食品分为 6 级,液体食物分为3级（即1级低稠型、2级中稠型、3级高稠型），固体食物分为3级（即4级细泥型、5级细馅型、6级软食型），每一级食品都具有其特点及适合的人群。低稠型包括：清水、牛奶、咖啡、茶和肉汤等；中稠型包括奶昔、过滤的乳酪汤等；高稠型包括米糊、果泥、蛋羹等；细泥型包括：各种肉类、蔬菜、粥等加入食品功能调整剂搅拌后形成的糊状食物或冻状食品；细馅型包括：三分粥、五分粥等；软食型包括：全粥及软饭等。

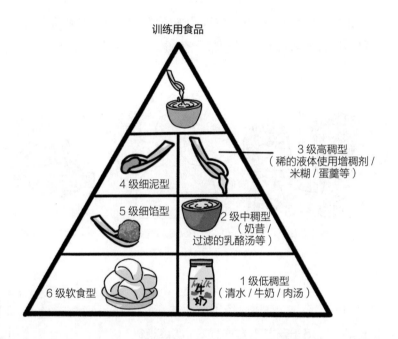

训练用食品

3级高稠型
（稀的液体使用增稠剂/
米糊/蛋羹等）

4级细泥型

5级细馅型

2级中稠型
（奶昔/
过滤的乳酪汤等）

6级软食型

1级低稠型
（清水/牛奶/肉汤等）

　　低稠型食物流动性大，对咽刺激弱，易导致误咽。高稠型食物有适当黏性，不易松散，容易在口腔内移动，不易导致误吸，是对吞咽功能障碍者较安全的食物。

三、吞咽功能障碍者如何选择餐具？

　　勺子：推荐使用羹面小、浅、柄长的勺子，抓握能力弱者可选用手柄粗的餐具。

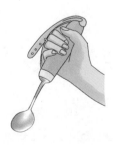

碗及杯子：建议选用防洒碗（碗底带吸盘）及带把手的敞口杯。

带吸盘的碗　带把手的杯子

四、吞咽功能障碍者如何进行饮食调配?

吞咽障碍者食物以高蛋白、高维生素、易消化的食物为主，搅拌机改变食物性状，食品功能调整剂调节食物的黏稠度，根据吞咽功能评估结果选择适宜的食物性状。

（余慧　曾鹏　刘祚燕）

第四节 吞咽功能障碍康复训练中

一、呼吸训练能改善吞咽功能吗？

呼吸训练可增强呼吸肌群肌力及气道异物清除能力，预防误吸，也可增强口咽腔压力，改善呼吸肌和吞咽肌协调性，从而改善吞咽功能。常用呼吸训练方法为缩唇式呼吸和腹式呼吸（详见第二章第四节）。

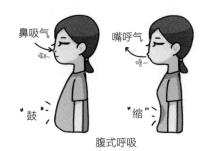

腹式呼吸

二、在家可以做的改善吞咽功能的训练方法有哪些？

1. 口唇运动　发"a""i""u""f"音，也可以做吹蜡烛、吹口哨、缩唇、微笑、张闭口等动作，还可用指尖叩击唇周。

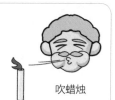

吹蜡烛

2. 颊肌运动　张口后闭上，双颊部充满气体，鼓腮，随呼气缓慢吐出；或模仿吸吮动作。

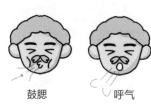

鼓腮　　　呼气

3. 下颌运动　先尽量张口，然后放松，下颌向两侧运动。

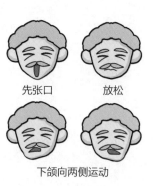

先张口　　　放松

下颌向两侧运动

4. 舌部运动　舌头向前伸出，然后左右运动摆向嘴角，舔上下唇。

5. 声门闭锁练习　坐在椅子上，双手支撑椅面做推压动作和屏气，然后突然松手，呼气发声。

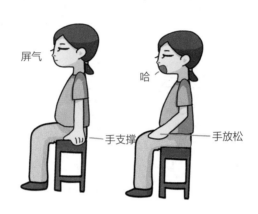

屏气　　哈　　手支撑　　手放松

6. 冰刺激　用冰棉签接触咽腭弓为中心的刺激部位，左右相同部位交替刺激，然后做空吞咽动作。冰刺激可提高对摄食、吞咽的注意力，减少误咽。操作中出现呕吐反射应停止，以免呛咳、误咽。

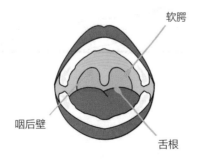

软腭

咽后壁　　舌根

照顾者用冰冻的棉棒蘸少许水，
刺激软腭、舌根及咽后壁

7. **声门上吞咽法** 先吸气后，在屏气时做吞咽动作，然后立即做咳嗽动作。注意：患者需在清醒且放松状态下遵从指令，领悟动作的每个环节，声门上吞咽法可产生咽鼓管充气效应，可能导致心脏猝死、心律失常。

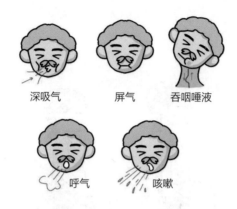

深吸气 　屏气 　吞咽唾液

呼气 　咳嗽

8. **Shaker 练习法** 平躺于床上，尽量抬头，肩不离开床面，眼睛看向脚，重复数次。注意事项：颈椎病、颈部运动受限（头/颈部癌症的患者）、认知功能障碍及配合性差的患者慎用。

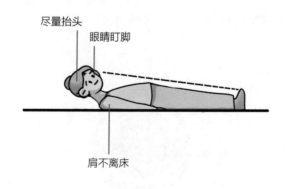

尽量抬头

眼睛盯脚

肩不离床

（倪碧玉　唐艺丹　尹玲茜　刘祚燕）

第五节 吞咽功能障碍康复训练后

一、如何去除吞咽功能障碍后滞留在咽部的食物残渣?

    1. **用力吞咽** 舌用力向后推移，促进食物通过咽腔，去除会厌谷残留物。

    2. **侧方吞咽** 头部向健侧侧倾吞咽，使食团移向健侧，患侧梨状窝变浅，挤出残留食物。用于因一侧舌肌和咽肌麻痹导致咽部有残留物者。

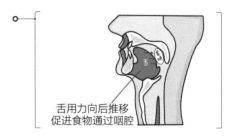

舌用力向后推移
促进食物通过咽腔

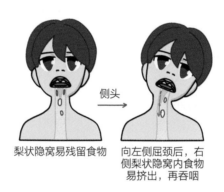

梨状隐窝易残留食物   侧头   向左侧屈颈后，右侧梨状隐窝内食物易挤出，再吞咽

    3. **低头吞咽** 颈部尽量前屈进行吞咽，使食物远离气管入口，保护气道。用于咽部启动迟缓者。

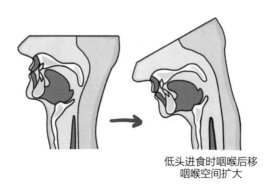

低头进食时咽喉后移
咽喉空间扩大

4．从仰头到点头吞咽　头颈部先后仰，再前屈，同时做空吞咽动作，似点头样。用于舌根部后推运动不足和会厌谷残留者。

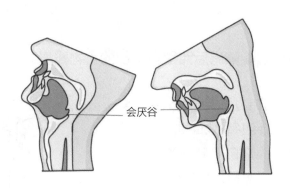

会厌谷

5．空吞咽与交互吞咽　每次进食后反复进行几次空吞咽，使食团全部咽下后再进食，也可每次进食后饮1～2ml的水，诱发吞咽反射，可除去咽部残留物。用于咽收缩无力者。

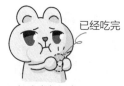

已经吃完

已经吃完却还在吞咽

二、吞咽功能障碍者如何保持口腔清洁?

常用方法：牙刷刷洗法（用于神志清楚者）、负压冲洗式牙刷刷洗法及棉球擦拭法（用于昏迷、长期卧床、吞咽功能障碍者）等。

常用的口腔护理液：生理盐水、0.02% 洗必泰溶液（广谱抗菌）、0.08% 甲硝唑溶液（厌氧菌感染）、1%～4% 碳酸氢钠溶液（真菌感染）等。

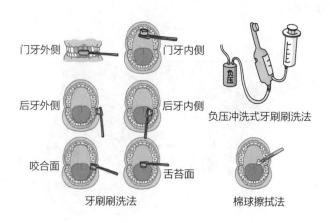

门牙外侧　门牙内侧
后牙外侧　后牙内侧
咬合面　舌苔面
牙刷刷洗法

负压冲洗式牙刷刷洗法

棉球擦拭法

三、进食后可以立即躺下吗?

进食后不能立即躺下,预防食物从胃食管反流后引起误吸,导致吸入性肺炎。

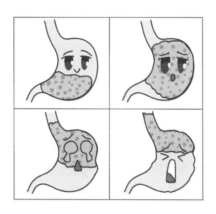

四、吞咽功能障碍者持续置管出院后如何护理?

1. 妥善固定,防止打折,避免脱出。每日检查胃管插入长度是否一致,定期更换鼻尖处及面颊胶布,若胃管不慎脱出,及时前往附近医院安置。

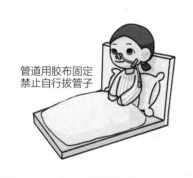

管道用胶布固定
禁止自行拔管子

2. 每日早晚清洁口腔,保持口腔清洁。

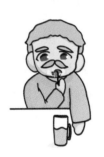

3. 营养液装于碗内，温度以 38℃ 左右为宜，管喂选择坐位或半卧位，管喂前用空针抽吸胃内容物，确认胃管是否在胃内。保留胃管 28 天更换一次。

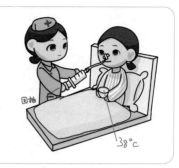

五、什么是间歇性口胃管营养法?

间歇性口胃管营养法是进食前将营养管经口腔插入胃内，经营养管将流质饮食、水和药物等注入胃内，注入完毕随即拔管的营养供给方法。间歇性口胃管营养法适用于老年人年龄相关的吞咽困难、各种原因所致持续、顽固呕吐 (肿瘤化疗)、各种原因所致的经口摄食障碍，但食管和胃肠功能正常，或单纯经口进食产生低营养和水分摄入困难、各种中枢神经系统疾病导致吞咽障碍 (运动神经元病)、头颈部肿瘤放疗或手术前后吞咽困难者。间歇性口胃管营养法需在神志清楚且患者配合下完成，咽部或颈部畸形、出血倾向、呼吸窘迫综合征及气道反射差者禁止该营养法。

六、怎样安置间歇性口胃管?

1. 准备用物，包括纸巾、氧饱和度仪、胃管、润滑剂 (香油、蜂蜜等)、流质食物、温开水、碗、管喂空针等。

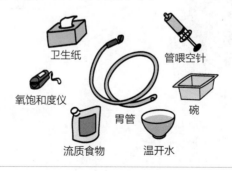

卫生纸　管喂空针　氧饱和度仪　胃管　碗　流质食物　温开水

2. 坐位，检查口腔，测量食物和水的温度以及人体氧饱和度。

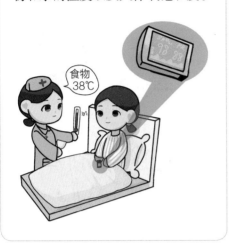

3. 润滑剂润滑胃管，张口，胃管顺延口角插入胃。

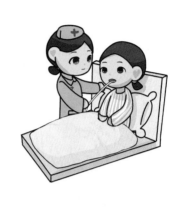

4. 胃管在胃内者表现为：口唇红润，无呛咳，无气紧，同时胃管尾端放入水中无气泡逸出，氧饱和度正常（＞95%），能回抽出胃液。

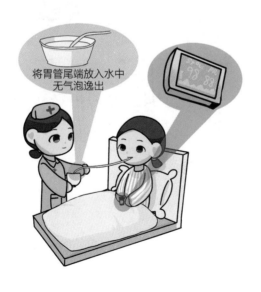

5. 管喂时观察有无呛咳和氧饱和度。管喂完毕，将胃管尾端反折，缓慢拔管，测量氧饱和度，取坐位 30 分钟以上。

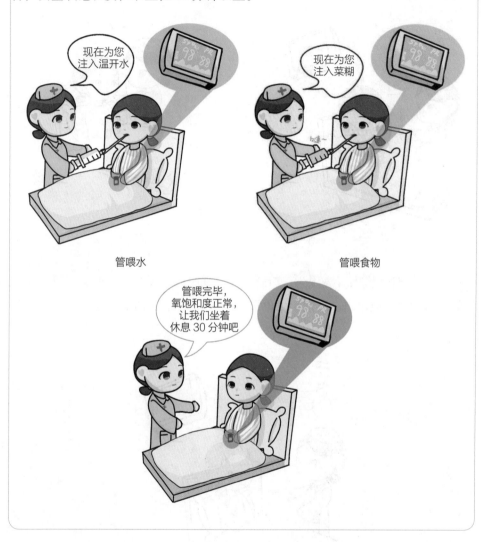

（曾晓梅　尹玲茜　刘祚燕　王凤临）

第四章

漫话排尿功能障碍

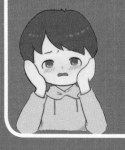

第一节 基础知识

一、泌尿系统是由什么构成的?

泌尿系统由肾、输尿管、膀胱及尿道组成。肾主要形成尿液;输尿管上接肾盂,下连膀胱,是尿液从肾进入膀胱的通道;膀胱用于储存和排放尿液,尿液通过尿道排出体外。

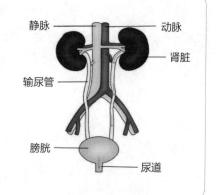

二、小便是如何形成的?

当全身血液流经肾时,经肾小球过滤形成原尿,经过肾小管重吸收后形成终尿。终尿被肾集合系统收集,存储在膀胱内,当存储到一定程度时人体会产生尿意,进行排尿,形成小便。

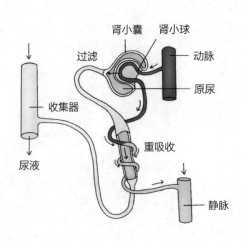

三、人体正常的排尿活动如何进行？

尿液的储存与排空过程通过神经来调控。

尿液的储存：大脑通过神经传送信号使膀胱逼尿肌舒张、尿道括约肌收缩。

尿液的排空：大脑通过神经传送信号使膀胱逼尿肌收缩、尿道括约肌舒张。

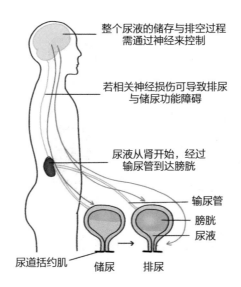

四、正常尿液与异常尿液应该是怎样的？

正常尿液：淡黄色或者深黄色、清澈透明、无味，放置后可出现微量絮状沉淀物。

异常尿液：血尿（洗肉水色）、浓茶色、酱油样色、乳白色、绿色、深黄色或黄褐色；振荡尿液时产生较多且不易消失的泡沫，尿液有白色絮状浑浊；有氨味、恶臭味、硫磺味、烂苹果气味等。

尿液颜色分辨图

无色透明	
淡黄色	
黄色	
琥珀色	

五、什么是排尿功能障碍？

排尿功能障碍是指控制膀胱的中枢或周围神经发生病变而引起的排尿异常，是一种常见的下尿路疾病，包括尿失禁、尿潴留、尿频尿急、排尿困难等主要症状。

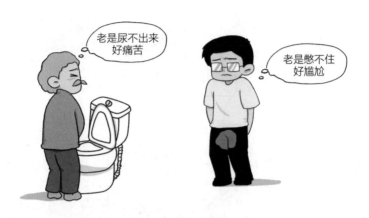

六、引起排尿功能障碍的常见原因有哪些？

1. 脊髓病变

（1）创伤性：是由于外力破坏了脊柱的结构和稳定性，导致骨折脱位压迫脊髓而引起的脊髓损伤，如高空坠落、车祸、运动损伤等。

（2）非外伤性：如脊髓发育不良、脊柱肿瘤等。

2. 脑血管意外　尿失禁是脑血管意外的常见并发症，约46.7%会存在膀胱储尿功能障碍，约23.3%有膀胱排尿功能障碍。

3. 椎间盘突出　椎间盘突出症可导致神经源性膀胱。腰椎间盘突出中1%~15%骶神经根会受到影响，最常见症状为尿潴留。

4. 椎管狭窄　伴有难治性下肢疼痛腰椎管狭窄患者中约50%可能发生神经源性膀胱。

5. 外周神经系统因素　由感觉丧失，肌肉无力与萎缩，腱反射的减退以及血管运动症状，单独的或以任何组合方式形成的综合征，如糖尿病、格林巴利等。

七、什么是自主排尿？

自主排尿就是可以通过自身意识控制排尿，可以随意中断或开始排尿。

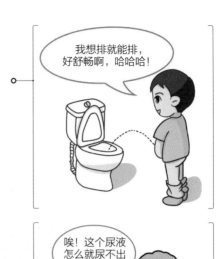

八、什么是尿失禁？

尿失禁也称漏尿，指各种疾病造成患者尿液不自主的流出。尿失禁分为压力性尿失禁、急迫性尿失禁、混合性尿失禁、充溢性尿失禁及功能性尿失禁。

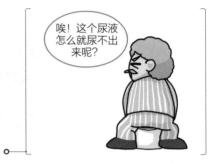

九、什么是尿潴留？

尿潴留指膀胱内充满尿液而不能正常排出。

十、什么是失禁与潴留混合型排尿功能障碍？

失禁与潴留混合型排尿功能障碍是由膀胱逼尿肌、括约肌失协调引起的排尿障碍，主要表现为尿液排不出或尿液一直流。

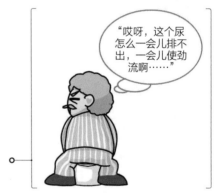

十一、什么是排尿困难？

排尿困难指排尿费力且感觉排不尽，需增加腹压才能排出尿液，病情严重时增加腹压也不能将膀胱内尿液排出体外，导致尿潴留。

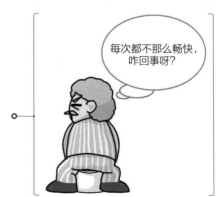

十二、什么是尿频、尿急?

尿频是一种症状,并非疾病。由于多种原因可引起小便次数增多,但无疼痛,又称小便频繁。尿急是指患者一有尿意即迫不及待地需要排尿,难以控制。

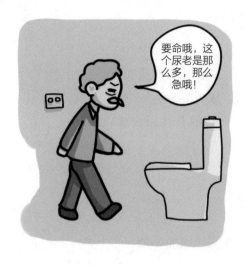

十三、什么是清洁间歇导尿?

清洁间歇导尿是不将尿管留置在膀胱内,仅在需要时将尿管插入膀胱,排空尿液后立即拔出尿管的方法。

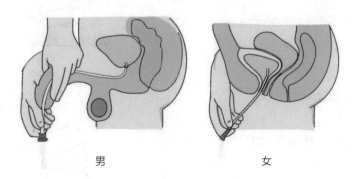

男   女

十四、什么是凯格尔运动?

凯格尔运动又称骨盆运动，是一种反复收缩、放松部分骨盆肌肉的方法，也就是我们常说的盆底肌训练。盆底肌训练具体方法为保持平躺、双膝弯曲的体位，腹部、臀部及大腿不要用力，将阴道、肛门向臀部方向上提，紧闭尿道、阴道及肛门，如憋尿的感觉，保持盆底肌肉收缩 5 到 10 秒钟，然后缓慢的放松，重复收缩。

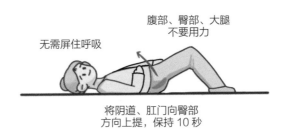

无需屏住呼吸

腹部、臀部、大腿
不要用力

将阴道、肛门向臀部
方向上提，保持 10 秒

十五、什么是自主神经异常反射?

自主神经异常反射是神经源性膀胱患者最严重的并发症之一，是指由机体交感神经系统过度激活乃至失控所引起，是一种潜在威胁生命的自主神经功能紊乱，也是慢性脊髓损伤患者的主要死因。常见于第 6 胸椎椎体平面以上的脊髓损伤者。临床症状：血压升高、视物模糊、大汗淋漓、面色潮红、心动过速、头晕头痛等。

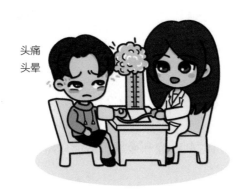

头痛
头晕

（谢娜　吴典点　蒋春燕　张建梅）

第二节 排尿功能障碍的危害

一、尿路感染有什么表现？

尿路感染通常会出现尿痛、排尿烧灼感、尿频、尿急、尿液浑浊、下腹痛、腰痛、发热、寒颤、恶心、呕吐、血尿等。尿路感染的患者需进行尿常规检查，通过白细胞、红细胞、尿潜血、细菌数以及亚硝酸盐等指标来判断是否存在尿路感染。除了尿检之外，还可以进行细菌培养、药敏试验，从而判断是否存在尿路感染。

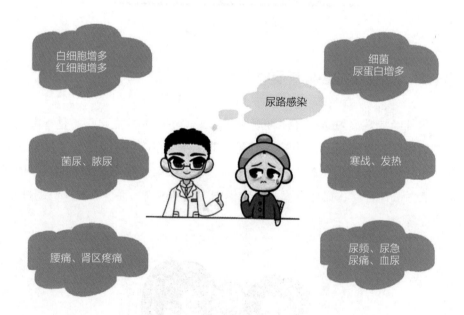

二、尿路结石会给人体带来什么危害？

尿路结石可引起严重的刺激症和血尿，造成尿路堵塞、诱发尿路感染以及损伤器官。

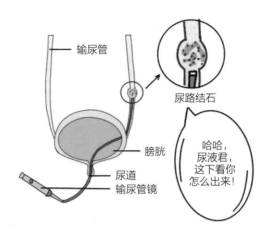

三、尿路损伤的危害有哪些?

尿路损伤的危害有尿道黏膜出血、尿道狭窄、尿道疼痛等。

1. 尿道黏膜出血　表现为肉眼可见尿液中有极少量出血或血丝、血性絮状物等，患者不必过于担心，若是出血增多，则应立即就诊。

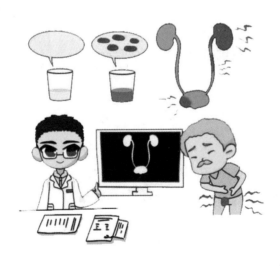

2. **尿道狭窄**　常因尿道管腔感染、损伤所致。

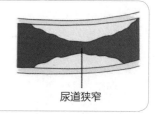

尿道狭窄

3. **尿道疼痛**　是指在排尿过程中出现的不适感或是导尿患者在尿管插入或拔除的过程中影响患者的舒适度，迫使患者抗拒排尿或是放弃清洁导尿。

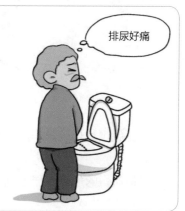

排尿好痛

四、附睾炎有什么危害？

附睾炎是阴囊部位突然疼痛，附睾肿胀，触痛明显，可伴发热、附睾硬结等，严重者可导致睾丸切除。

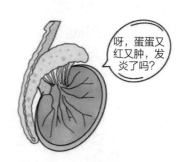

呀，蛋蛋又红又肿，发炎了吗？

五、尿失禁有什么危害？

长时间的尿液浸渍刺激可导致患者会阴部皮肤红肿、痒痛，严重时甚至会感染、溃烂，导致失禁性皮炎发生。

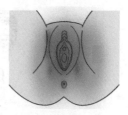

会阴部皮肤红肿、痒痛

六、排尿功能障碍对肾脏有什么危害？

排尿功能障碍对肾脏的危害主要有肾积水、肾萎缩、肾衰竭。

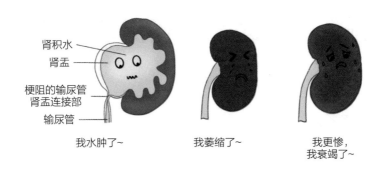

我水肿了~　　　　我萎缩了~　　　　我更惨，
　　　　　　　　　　　　　　　　　　我衰竭了~

七、膀胱－输尿管反流有哪些危害?

膀胱－输尿管反流是指排尿时尿液从膀胱反流至输尿管和肾盂，如不及时治疗和纠正，可导致肾衰竭。

八、排尿功能障碍会对生活质量产生什么影响?

排尿功能障碍常在社会、职业、家庭、心理、性生活及运动等多方面影响患者生活，直接导致生活质量的降低。

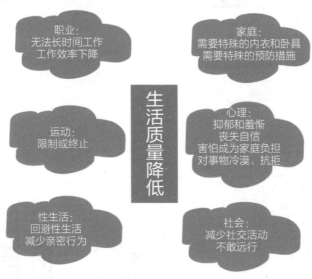

（杨悦　蒋春燕　谢娜　曾莉）

101

第三节 排尿功能障碍康复训练前

一、排尿功能障碍需要做什么检查?

排尿障碍可通过泌尿系统彩超、尿液检查、血液检查、尿流动力学、膀胱残余尿量测定等一系列检查来确定。

泌尿系彩超:
检查膀胱、输尿管结石或占位性病变等

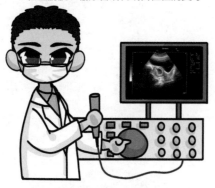

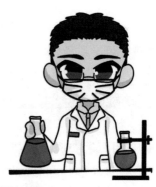

尿液检查:
检查判断肾脏疾病以及肾脏功能

尿流动力学检查:
判断排尿功能

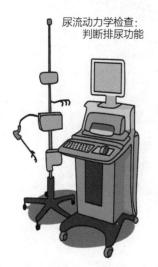

膀胱扫描:
测量膀胱内残余尿量

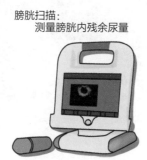

血液检查:
判断感染、肝肾功能

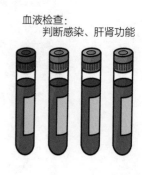

二、如何区别自主排尿与尿失禁?

自主排尿与尿失禁最典型的区别在于:自主排尿是患者依靠自身主观意识进行自主的排尿,尿失禁是患者尿道括约肌松弛或神经功能障碍和排尿自控能力丧失、不能自主控制而自行流出的排尿。

三、哪些患者适合安置保留尿管?

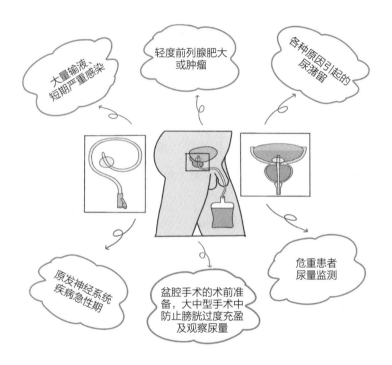

大量输液、短期严重感染

轻度前列腺肥大或肿瘤

各种原因引起的尿潴留

原发神经系统疾病急性期

盆腔手术的术前准备,大中型手术中防止膀胱过度充盈及观察尿量

危重患者尿量监测

四、哪些患者适合耻骨上膀胱造瘘?

膀胱造瘘是在下腹部正中的位置进行插管进入膀胱内,经皮穿刺膀胱造瘘后置入膀胱造瘘管,将尿液引流到体外的一种手术方法,可以防止尿路感染、膀胱过度充盈、肾和输尿管扩张积水等。膀胱造瘘的适应证有尿道异常、狭窄、梗阻、尿道瘘;前列腺炎、尿道炎、睾丸炎;复发性尿路梗阻;导尿管插入困难。

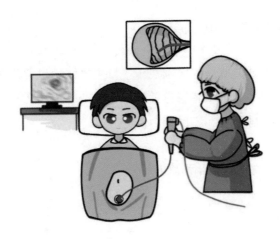

五、清洁间歇导尿有什么作用?

　　清洁间歇导尿能使膀胱规律地排空和充盈接近生理状态,防止膀胱过度充盈;使膀胱间歇性扩张,有利于保持膀胱容量和膀胱的收缩功能;排出残余尿量,减少泌尿生殖系统的感染,提高患者生活质量。

六、哪些患者适合清洁间歇导尿?

　　1. 神经系统功能障碍,如脊髓损伤、多发性硬化、脊柱肿瘤等导致的排尿问题。

　　2. 非神经源性膀胱功能障碍,如前列腺增生、产后尿潴留等导致的排尿问题。

　　3. 不能自主排尿或排尿不充分者,残余尿量超过 100ml。

　　4. 膀胱有很好的控尿功效;膀胱有很好的适应性;膀胱有足够的容量(容量 > 300ml)且在安全压力下(压力 < $40cmH_2O$)。

　　5. 膀胱内梗阻致排尿不完全。

七、哪些患者不适合清洁间歇导尿?

　　1. 不能自行导尿且照顾者不能协助导尿的患者。

　　2. 缺乏认知导致不能配合插管者或不能按计划导尿者。

3. 尿道解剖异常，如尿道狭窄、尿路梗阻和膀胱颈梗阻。

4. 可疑的完全或部分尿道损伤和尿道肿瘤。

5. 膀胱容量小于 200ml。

6. 尿路感染。

7. 严重的尿失禁。

8. 每天摄入大量液体无法控制者。

9. 经过治疗，仍有膀胱自主神经异常反射者。

10. 明显出血倾向者。

八、膀胱冲洗的适应证与禁忌证？

膀胱冲洗是利用导尿管将溶液灌注入到膀胱内，然后再引流出来的方法。适用于尿路感染、尿液浑浊、脓尿、血尿、尿管引流不畅；禁用于心脑血管有意外的风险存在、膀胱急性的出血、膀胱破裂，穿孔等。

九、什么情况下可行膀胱灌注？

当出现以下情况时，可进行膀胱灌注：尿液浑浊；尿道梗塞或填塞；无症状菌尿；泌尿系统某些出血性疾病或特异性感染等。

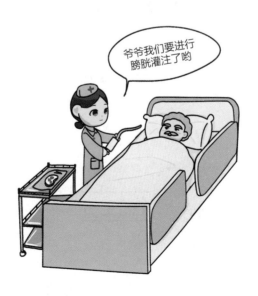

十、膀胱功能训练的适应证与禁忌证?

1. **适应证**　神经源性膀胱引起的尿潴留、尿失禁。
2. **禁忌证**　神志不清或无法配合、膀胱或尿路严重感染、严重前列腺肥大或肿瘤。

十一、哪些患者适于凯格尔运动训练?

凯格尔运动又称为骨盆运动,目的在于借助伸展骨盆底的耻骨尾骨肌来增强肌肉张力,适用于大便失禁、盆底肌松弛、尿失禁。

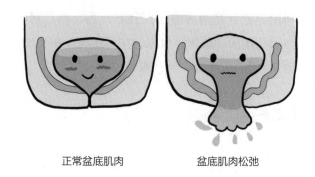

正常盆底肌肉　　　　　盆底肌肉松弛

十二、如何做好排尿功能障碍患者会阴部清洁?

准备专用毛巾、盆子、温开水。
男性清洁顺序:尿道口、龟头、冠状沟、阴茎、阴囊、大腿根部、肛门。

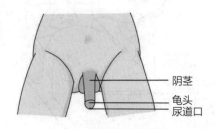

阴茎
龟头
尿道口

　　女性清洁顺序：尿道口、对侧小阴唇、近侧小阴唇、对侧大阴唇、近侧大阴唇、阴阜、大腿根部、肛门。

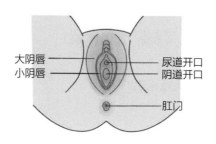

（吴典点　谢娜　蒋春燕　张建梅）

第四节 排尿障碍康复训练中

一、清洁间歇导尿期间如何制订饮水计划？

饮水计划主要根据以下几点来制订：

1. 保证每日尿量在 1 500 ~ 2 000ml 的前提下，确保每日饮水量为 1 500 ~ 2 000ml，饮水量包含果汁、粥、汤等。入睡前 3 小时应避免饮水，防止膀胱夜间过度充盈。

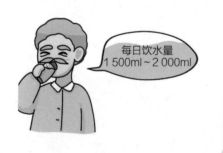

每日饮水量 1 500ml ~ 2 000ml

2. 饮水要均匀，不可一次性饮水过多，这会导致短时间内产生大量尿液，难以掌握导尿的时间。

不能一次性饮太多水！

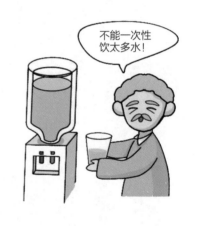

3. 不要食用利尿的食物，如汽水、冬瓜、西瓜、薏米等。

饮料

西瓜

冬瓜

薏米

4. 饮水计划需要根据个人的具体情况、作息习惯及饮食习惯等来制订。

个人饮水计划

方法一		方法二	
时间	饮水量 /ml	时间	饮水量 /ml
晨起（6：00）	200	晨起（6：00）	200
早餐（7：30）	200	早餐（7：30）	400
上午（9：30）	200		
午餐（11：30）	200	午餐（11：30）	400
午睡起（13：00）	200		
下午（15：00）	200	下午（15：30）	200
晚餐（17：30）	200	晚餐（17：30）	400
晚上（19：30）	200	晚上（19：30）	200
共计	1 600	共计	1 800

二、如何安排清洁间歇导尿的时机和频次？

1. **导尿时机**　根据饮水计划（或液体摄入量）和排尿日记来确定。
2. **导尿频次**　根据膀胱安全容量来确定。

导尿间隔时间及频次

两次导尿之间自排尿量 /ml	导出残余尿 /ml	导尿间隔时间
< 100	> 300	4~5 小时导尿一次
> 100	≤ 300	6 小时导尿一次
≥ 200	≤ 200	8 小时导尿一次

三、什么时候可以停止清洁间歇导尿？

自主排尿次数大于 2 小时一次，排尿后残余尿小于 100ml 或膀胱容量的 20%，无其他泌尿系统并发症，达到平衡膀胱后，方可停止导尿。

四、清洁间歇导尿前需要准备什么？

1. **身体准备** 行间歇导尿前均应备皮（就是要剃掉会阴部的阴毛）。

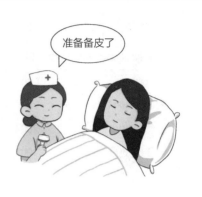

准备备皮了

2. 检查准备

（1）检查尿液常规，确保没有尿路感染。

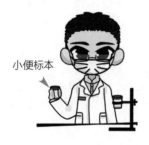

小便标本

（2）行泌尿系统彩超及尿流动力学检查。

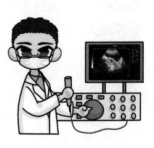

3. **用物准备** 备好洗手液、导尿管、纸巾。

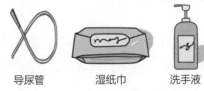

导尿管　　　　湿纸巾　　　　洗手液

五、如何选择合适的导尿管?

一定要选择足够柔软、表面光滑、头端圆钝、引流孔边沿平滑、粗细要适宜的尿管。质地过硬、表面粗糙、尖头都不是适合用于间歇导尿的尿管。尿管型号选择可参考以下推荐:

（1）成人:首选 12 ~ 14Fr 的导尿管。

（2）儿童:首选 6 ~ 8Fr 的导尿管。

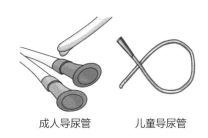

成人导尿管　　　儿童导尿管

六、男性清洁间歇导尿的方法——他助式导尿法

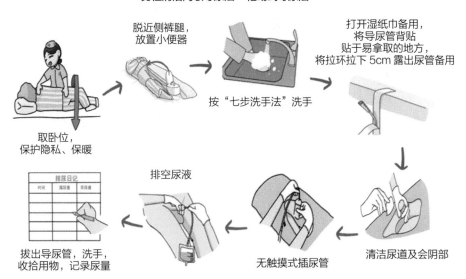

男性清洁间歇导尿法 - 他助式导尿法

取卧位,保护隐私、保暖

脱近侧裤腿,放置小便器

按"七步洗手法"洗手

打开湿纸巾备用,将导尿管背贴贴于易拿取的地方,将拉环拉下 5cm 露出尿管备用

清洁尿道及会阴部

无触摸式插尿管

排空尿液

拔出导尿管,洗手,收拾用物,记录尿量

七、男性清洁间歇导尿的方法——自助式导尿法

男性清洁间歇导尿法－自助式导尿法

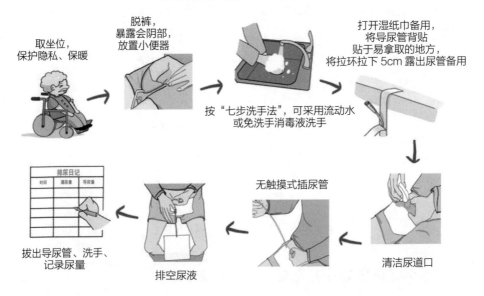

男性清洁间歇导尿技术的注意事项：

（1）清洁尿道口及会阴部方法：单手握住阴茎，另一只手拿湿纸巾开始擦拭，尿道口停留 2～3 秒→尿道口螺旋消毒至冠状沟→阴茎→尿道口。

（2）插尿管方法：单手向上握住阴茎固定不放，提起阴茎和腹壁成 60°角，放松身体，慢慢插入尿管 18～20cm，见尿后固定导尿管，将阴茎放下。如遇插管困难时，勿强行插入或拔出尿管，应调整呼吸，稍等 5～10 分钟后再进行操作。

（3）当尿液停止流出后，反折导尿管，按水平方向轻轻缓慢拔出尿管弃去，在这个过程中屏气增加腹压或轻按膀胱区有助于排空尿液。

（4）男性患者一定将包皮退回原位，防止水肿。

八、女性清洁间歇导尿的方法——她助式导尿法

女性清洁间歇导尿法 – 她助式导尿法

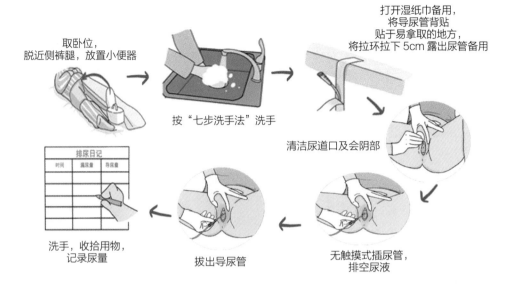

取卧位，
脱近侧裤腿，放置小便器

按"七步洗手法"洗手

打开湿纸巾备用，
将导尿管背贴
贴于易拿取的地方，
将拉环拉下 5cm 露出尿管备用

清洁尿道口及会阴部

无触摸式插尿管，
排空尿液

拔出导尿管

洗手，收拾用物，
记录尿量

九、女性清洁间歇导尿的方法——自助式导尿法

女性清洁间歇导尿法 – 自助式导尿法

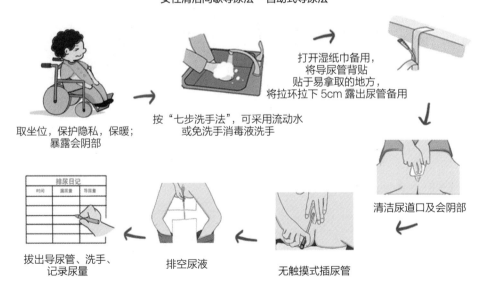

取坐位，保护隐私，保暖；
暴露会阴部

按"七步洗手法"，可采用流动水
或免洗手消毒液洗手

打开湿纸巾备用，
将导尿管背贴
贴于易拿取的地方，
将拉环拉下 5cm 露出尿管备用

清洁尿道口及会阴部

无触摸式插尿管

排空尿液

拔出导尿管、洗手、
记录尿量

113

女性清洁间歇导尿技术的注意事项：

1. 清洁尿道口及会阴部方法　单手分开阴唇固定，另一只手拿湿纸巾，开始擦拭，尿道口停留2~3秒→对侧小阴唇→近侧小阴唇→尿道口至肛门。

2. 插尿管方法　单手分开阴唇，另一只手将导尿管轻轻插入尿道约4~6cm，见尿后固定导尿管。当尿液停止流出后，反折导尿管，按水平方向轻轻缓慢拔出尿管弃去，在这个过程中屏气增加腹压或轻按膀胱区有助于排空尿液。

十、保留尿管患者如何进行护理？

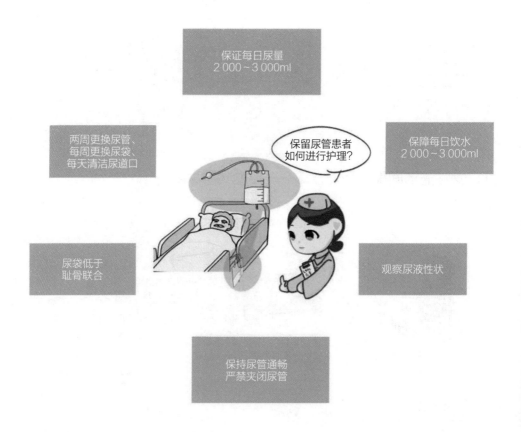

十一、耻骨上膀胱造瘘患者如何进行护理？

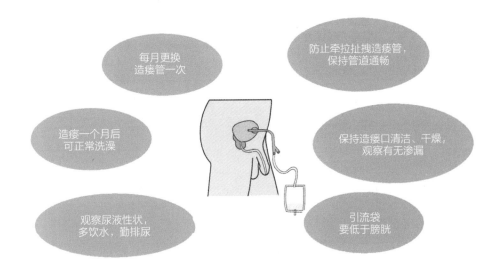

十二、如何准确记录排尿日记？

排尿日记

日期 / 时间		液体摄入 / ml		尿液排出量 / ml			尿液性状及特殊事件		
日期	时间	液体摄入量（喝水）	液体摄入类型水 / 咖啡 / 苏打水 / 啤酒	自解尿量	导出尿量	漏尿量	排尿前尿急迫或疼痛（是 / 否）	尿液性状（颜色 / 性状 / 血尿）	插管困难（是 / 否）
	6：00								
	7：00								
	8：00								
	9：00								
	10：00								
	11：00								
	12：00								
	13：00								
	14：00								
	15：00								

续表

日期 / 时间		液体摄入 / ml		尿液排出量 / ml			尿液性状及特殊事件		
日期	时间	液体摄入量（喝水）	液体摄入类型水 / 咖啡 / 苏打水 / 啤酒	自解尿量	导出尿量	漏尿量	排尿前尿急迫或疼痛（是 / 否）	尿液性状（颜色 / 性状 / 血尿）	插管困难（是 / 否）
	16：00								
	17：00								
	18：00								
	19：00								
	20：00								
	21：00								
	22：00								
	23：00								
	0：00								
	1：00								
	2：00								
	3：00								
	4：00								
	5：00								

注：排尿日记至少记录 3 天以上才能获取足够有价值的数据。

十三、尿失禁患者如何正确记录排尿日记?

1．**称重法**　使用尿不湿的患者，先测量干尿不湿的重量，尿后再测湿尿不湿的重量，两者之差即为所排尿量。

2．**量杯法**　使用保鲜袋或集尿器的患者，将尿液倒入量杯中进行测量。

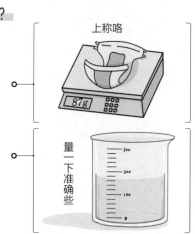

十四、排尿功能障碍患者常用药物有哪些？

1. 目的 抑制逼尿肌收缩，增加膀胱容量，降低出口阻力，降低膀胱内压，保护上尿路。

2. 常用药物 ①抗胆碱能类药物：酒石酸托特罗定片、消旋山莨菪碱片、奥昔布宁；②β₃受体激动剂：贝坦利；③α受体阻滞剂：非那雄胺片、盐酸坦索罗新胶囊、盐酸坦洛新、甲磺酸多沙唑嗪、特拉唑嗪等；④其他：巴氯芬、肉毒素等。

Tip

排尿功能障碍机制复杂，个体差异明显，可能发生动态变化，需专科进行评估并指导用药，充分评估用药的适应证和禁忌证，不可盲目地自行选择用药。

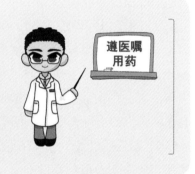
遵医嘱用药

十五、自主神经异常反射有哪些处理方法？

处理方法：抬高床头、双下肢下垂、消除诱因（尿路刺激、直肠肛门刺激、疼痛、衣物及支具卡压等）、对症治疗。

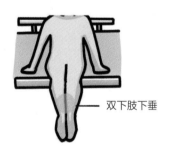
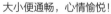
双下肢下垂

十六、怎样预防自主神经异常反射？

预防措施：尿管保持通畅，避免堵塞和折叠，间歇导尿患者及时导尿，保持大便通畅，着宽松衣物，支具不易过紧，消除皮肤刺激，定期做好足部护理，防止嵌甲，调节肌张力，缓解疼痛，保持心情愉快。

大小便通畅，心情愉悦！
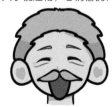

117

十七、膀胱功能训练的具体方法有哪些?

1. 排尿习惯训练 习惯训练是基于排尿规律安排患者如厕时间的方法。这种训练方法不仅能提醒患者定时排尿，还可保持患者会阴部皮肤清洁、干燥。应鼓励患者避免在安排时间以外排尿，但这在尿急时常会难以控制。

2. 诱导排尿训练 ①利用条件反射诱导排尿：能离床的患者，协助患者到洗手间，坐在坐厕上，打开水龙头让患者听流水声。对需卧床的患者，放置便器，用温热毛巾外敷膀胱区或用温水冲洗会阴部，边冲洗边轻轻按摩患者的膀胱膨隆处。②开塞露塞肛诱导排尿：采用开塞露塞肛，促使逼尿肌收缩，内括约肌松弛而诱导排尿。

3. 意念排尿训练 适用于留置尿管的患者。每次放尿前 5min，患者卧于床上，指导其全身放松，想象自己在一个安静、宽敞的卫生间，听着潺潺的流水声，准备排尿，并试图自己排尿，然后由陪同人员缓缓放尿。想象过程中，强调患者利用全部感觉。开始时可由护士指导，当患者掌握正确方法后由患者自己训练，护士每天督促、询问训练情况。

4. 盆底肌训练 患者在不收缩下肢、腹部及臀部肌肉的情况下自主收缩盆底肌肉（会阴及肛门括约肌），每次收缩维持 5~10s，重复 10~20 次 / 组，每日 3 组。患者可以坐在马桶上，两腿分开，开始排尿，中途有意识地收缩盆底肌肉，使尿流中断，如此反复排尿、止尿，重复多次，使盆底肌得到锻炼。

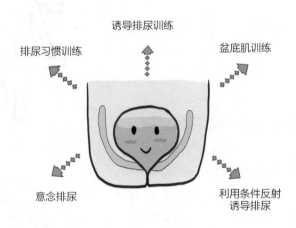

（曾莉 杨悦 蒋春燕 张建梅）

第五节 排尿功能障碍康复训练后

一、排尿功能障碍康复训练有哪些注意事项？

1. 保留尿管患者定期更换尿管及尿袋。

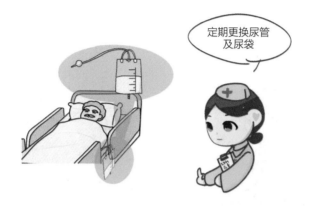

2. 清洁间歇导尿患者规律饮水及导尿，做好手卫生，不得擅自更改间歇导尿次数。

3. 日常应观察尿道口有无出现漏尿现象，如出现应查找原因。若漏尿没有改善，及时就医。

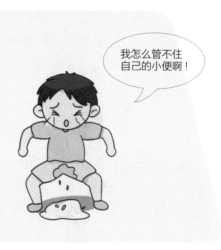

4. 学会观察尿液性状及气味，出现异常或有不适症状，及时就医。

尿液变色多意味着健康已出现问题

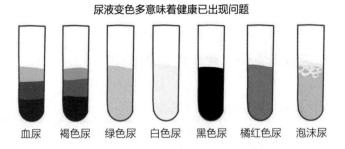

血尿　褐色尿　绿色尿　白色尿　黑色尿　橘红色尿　泡沫尿

5. 保持会阴部皮肤清洁干燥，及时清洗，可使用润肤霜或皮肤保护膜。

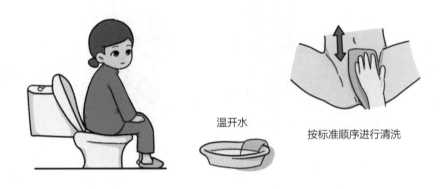

温开水

按标准顺序进行清洗

6. 警惕自主神经异常反射，做好预防。一旦发生，及时解除诱因，必要时就医。

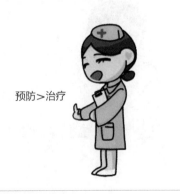

预防＞治疗

7. 居家康复时如出现发热，应在物理降温的同时及时就医。

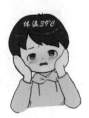

体温39℃

二、居家如何测量膀胱压力？

用一把尺子和一根尿管观察尿液流速，如果尿液呈喷射状说明膀胱内压力过高，如果是缓慢匀速的尿液则反之。

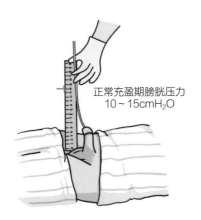

正常充盈期膀胱压力
10～15cmH$_2$O

三、出现哪些情况时需进行门诊复查？

若出现尿痛、排尿烧灼感、尿频、尿急、尿液浑浊、排尿不畅、下腹痛、腰痛、发热、寒战、恶心、呕吐、血尿等情况，需进行门诊复查，也可根据自身情况适时复查。

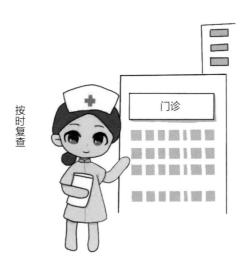

按时复查

门诊

121

四、排尿功能障碍门诊复查项目有哪些?

排尿功能障碍门诊复查项目包括:

尿常规	至少每个月 1 次
尿培养	有症状性菌尿再查
血肌酐、生化	每 3~6 个月 1 次
泌尿系统 B 超检查	每半年 1 次
尿流动力学检查	每半年一次,或膀胱类型发生改变随时复查
膀胱彩超声学造影	病情稳定者可每年 1 次,病情进展时可缩短检查间隔
膀胱镜检查	需要时
膀胱容量测定	需要时,可自备家用仪器

(蒋春燕　杨悦　曾莉　吴典点　王凤临)

第五章

漫话排便功能障碍

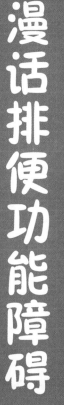

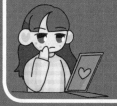

第一节 基础知识

一、消化系统的构成?

消化系统是由消化道和消化腺两部分构成。消化腺包括大消化腺和小消化腺。大消化腺包括三对唾液腺（腮腺、下颌下腺、舌下腺）、肝和胰；小消化腺分布在消化道各部的管壁内。

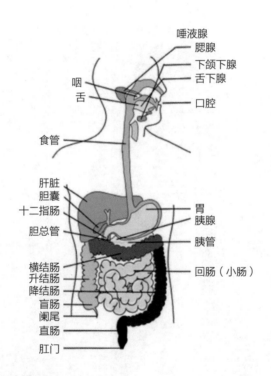

二、大便是如何形成的?

食物进入口中，咀嚼成为糜状，初步消化；随后进入胃里，一边继续消化，一边向小肠运送；营养物质被小肠内的消化酶分解后被肠壁血管吸收，剩余的黏糊状的残渣从小肠进入大肠；大肠开始蠕动，吸收水分和电解质，把糊状的残渣转变为固态，成为大便最终的样子。

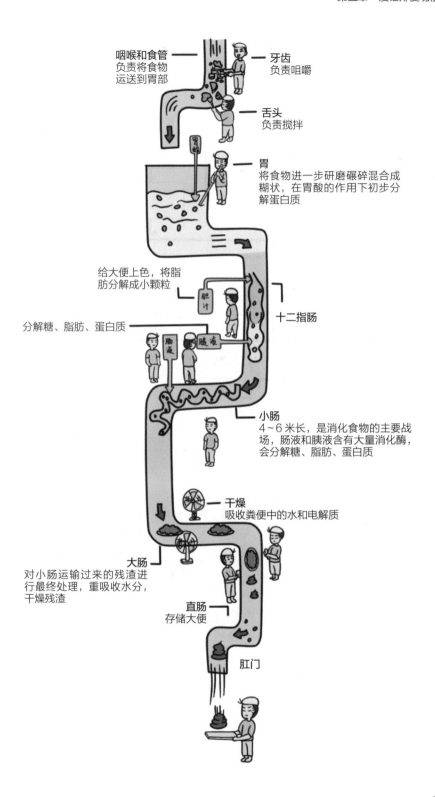

咽喉和食管
负责将食物
运送到胃部

牙齿
负责咀嚼

舌头
负责搅拌

胃
将食物进一步研磨碾碎混合成
糊状，在胃酸的作用下初步分
解蛋白质

给大便上色，将脂
肪分解成小颗粒

十二指肠

分解糖、脂肪、蛋白质

小肠
4~6米长，是消化食物的主要战
场，肠液和胰液含有大量消化酶，
会分解糖、脂肪、蛋白质

干燥
吸收粪便中的水和电解质

大肠
对小肠运输过来的残渣进
行最终处理，重吸收水分，
干燥残渣

直肠
存储大便

肛门

125

三、排便活动是如何进行的?

直肠内通常无粪便,随着结肠蠕动,粪便被推入直肠,开启了排便活动。

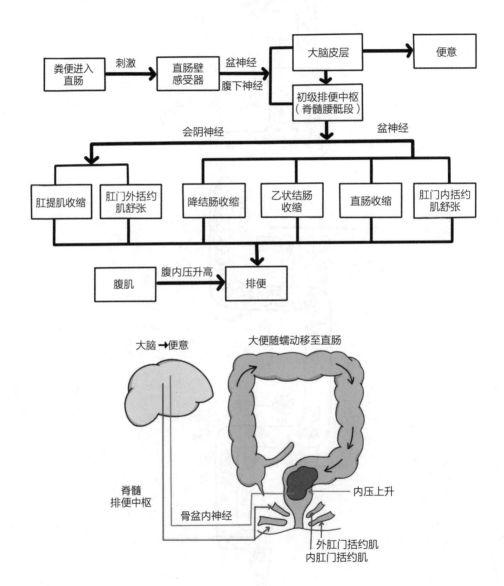

四、什么是排便功能障碍?

大便的形成和排便活动中任何一个环节受到损害,均可造成排便障碍。康复医学涉及较广泛的排便障碍是神经源性肠道功能障碍，是指控制直肠功能的中枢神经系统受到损害而引起的排便功能障碍，常见的表现包括便秘、大便失禁。

1. 便秘 指由于粪便在肠内停留过久，以致大便次数减少、大便干结、排出困难或不尽。

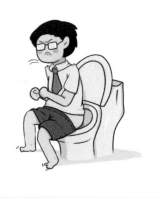

2. 大便失禁 是指由各种原因引起的肛门自制功能紊乱，导致患者不能随意控制粪便和不能在适合的时间、适合的地点排便。

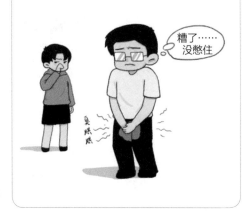

糟了……
没憋住

五、盆底肌是怎样构成的？

盆底肌是指盆底支撑所有生理器官功能的肌肉群。

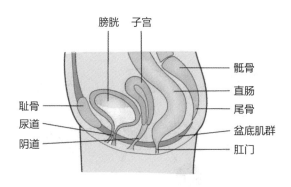

膀胱 子宫

骶骨
直肠
尾骨
盆底肌群
肛门

耻骨
尿道
阴道

（李娜 雷倩 蒋彦星 张建梅）

第二节 排便障碍的危害

一、便秘的危害有哪些?

1. 便秘后 1～4 天肠道的毒素累积过程

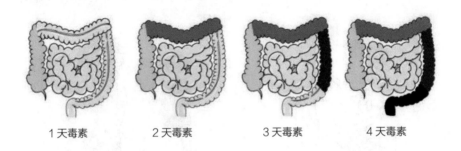

| 1 天毒素 | 2 天毒素 | 3 天毒素 | 4 天毒素 |

2. 便秘可诱发肛裂、痔疮等疾病,可使人腹胀、恶心、厌食,引起口干、口臭、口舌生疮,长期便秘部分人易出现失眠、烦躁、抑郁、焦虑等精神心理障碍,还极易导致心脑血管患者发生恶性心律失常及脑血管意外,长期便秘存在诱发结肠癌、肝病、乳腺疾病的可能。

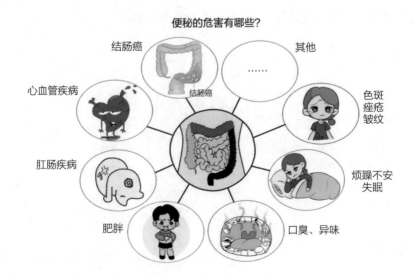

便秘的危害有哪些?

二、大便失禁的危害有哪些?

1. 大便失禁致使痔疮久治不愈，会导致排便困难。

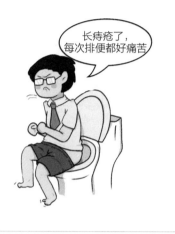

2. 大便失禁会引起失禁性皮炎、肛门脓肿、肛门感染。

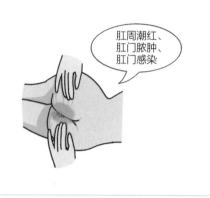

3. 大便失禁可引发败血症。

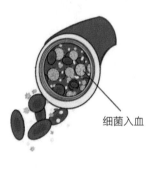

4. 大便失禁可引起腰骶部疼痛，女性还易引发妇科疾病。

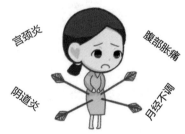

三、排便障碍会对肛肠造成哪些影响？

1. 会造成肛裂。

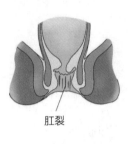

肛裂

2. 引起痔疮的发生。

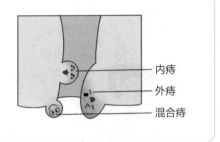

内痔
外痔
混合痔

3. 可以诱发结肠息肉的发生。

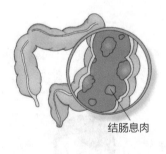

结肠息肉

4. 可能导致结肠癌，是最严重的后果。

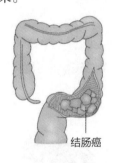

结肠癌

四、排便障碍会对皮肤造成什么影响？

1. 排便障碍使皮肤易衰老。

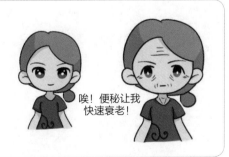

唉！便秘让我快速衰老！

2．排便障碍会产生痤疮、雀斑与皮肤粗糙等症状。

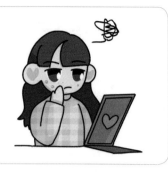

（龙雨阳　李娜　赵慧　张建梅　刘杨）

第三节 排便障碍康复训练前

一、每天排便的你是否存在便秘?

下图几种情况提示您仍然存在便秘。

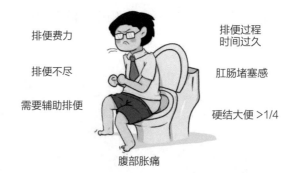

排便费力

排便不尽

需要辅助排便

腹部胀痛

排便过程时间过久

肛肠堵塞感

硬结大便 >1/4

二、如何正确评估大便?

1. 正常成人每天排便量 100～300g。

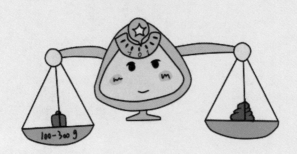

2. 评估大便的形态。

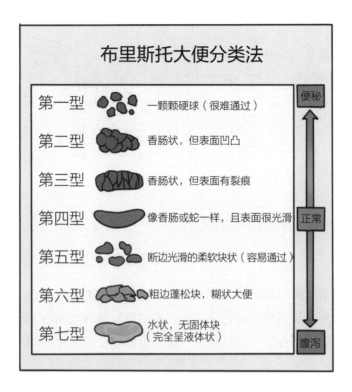

3. 评估大便的颜色。

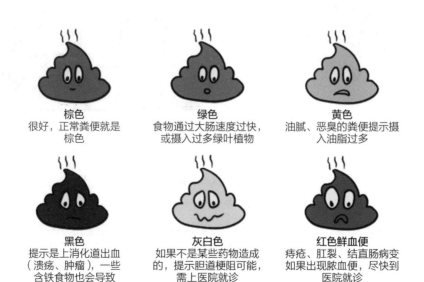

三、如何正确评估肛周的皮肤状况？

肛周皮肤是否完整无破损，是否有疹子、水疱，肤色是否发红，若有以上情况则为异常。

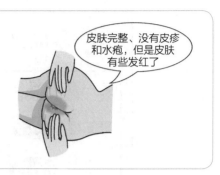

皮肤完整、没有皮疹和水疱，但是皮肤有些发红了

四、排便障碍相关的检查有哪些？

1. 肛门指诊　检查肛门、直肠皮肤黏膜状况及肛门括约肌的感觉、收缩情况。

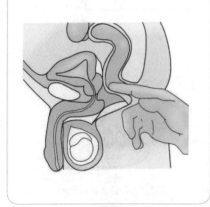

2. 乙状结肠镜检查　通过内镜观察结肠黏膜有无充血、水肿、溃疡，有无息肉或结肠癌的发生。

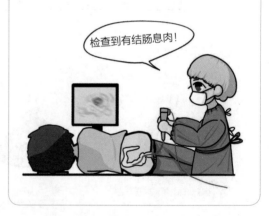

检查到有结肠息肉！

3. 排粪造影　观察排便时肛门、直肠的解剖学结构和盆底肌运动情况，如灌入直肠的造影剂不由自主的流出，提示有大便失禁。

4. 肌电图检查　了解盆底肌肉的功能状态及神经支配情况，用于判断括约肌缺损的部位及范围。

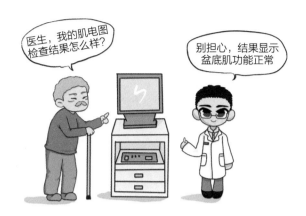

五、不良的排便习惯你中了几招？

1. **不及时排便** 经常在有便意时憋住不排，直肠不能及时排空而持续接受粪便的压力刺激后，便会对这种刺激失去敏感性，也就不能诱发便意。而且粪便在肠道内停留时间过长，水分被吸收，又会加重排便困难。

2. **过分依赖泻药帮助排便** 长期服用泻药可产生对药物的依赖性，破坏肠道内的生态系统，可出现腹泻等症状。而服用一些刺激性泻药时间久了，会导致大量色素沉积在肠黏膜上，从而导致结肠病变，增加结肠癌的患病风险。

3. **排便时喜欢玩手机** 排便时注意力分散到排便以外的事情，全然不知大便是否排出、排便感觉是否消失，延长了排便时间，导致肛门充血，肛门的健康就这样悄悄地破坏了。

4. **排便姿势不良** 术后或长期卧床不起的患者，由于不能采取蹲式或坐式的排便姿势，影响排便效果。

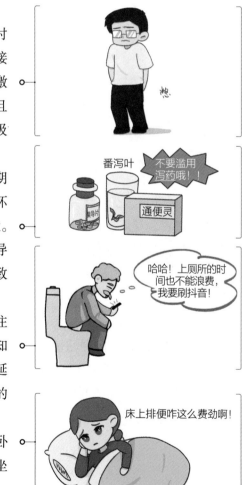

六、哪些不良的生活习惯可增加便秘的风险？

1. **长期精神紧张**　精神紧张、过度劳累会抑制消化液的分泌和肠蠕动，引起消化不良，导致便秘。

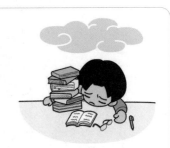

2. **饮食结构不合理**　辛辣食物、饮酒会刺激胃肠道黏膜，引起胃肠功能紊乱，诱发消化不良、便秘、腹泻、消化性溃疡等诸多疾病。而摄入的食物过少，饮食过于精细少渣，缺乏膳食纤维，粪便的体积减小，使肠道刺激减少，反射性蠕动减弱而造成便秘。

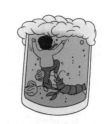

3. **运动量太少**　老年人、因病卧床或坐轮椅的患者，身体缺乏运动，肠道肌肉收缩无力，肠蠕动减弱，排便的力量变小，容易发生便秘。

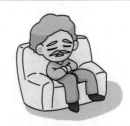

4. **没有定时的排便习惯**　通常人在晨起后或早餐后会有排便的习惯，但因为早晨时间紧而忽视正常的便意，排便反射受到抑制，时间久了会引起便秘。

5. 如厕时间过久　在排便时抽烟、看手机、看报纸，会导致排便注意力分散，造成排便时间过长，可引起肛肠淤血、痔疮形成，而痔疮与便秘互为因果，恶性循环导致痔疮和便秘逐渐加重。

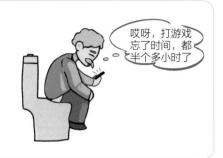

七、如何做到"食全食美"？

1. 人体每日所需营养

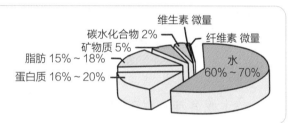

维生素 微量
碳水化合物 2%
矿物质 5%
纤维素 微量
脂肪 15%～18%
蛋白质 16%～20%
水 60%～70%

2. 合理膳食可以减少排便障碍等慢性疾病的发生。根据中国居民膳食指南推荐：

（1）每日膳食种类的推荐

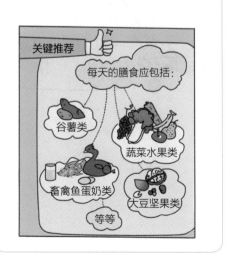

关键推荐

每天的膳食应包括：

谷薯类

蔬菜水果类

畜禽鱼蛋奶类

大豆坚果类

等等

（2）每日三餐的膳食安排的推荐

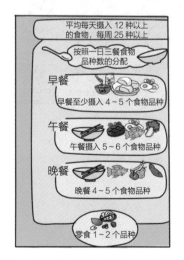

平均每天摄入 12 种以上的食物，每周 25 种以上

按照一日三餐食物品种数的分配

早餐　早餐至少摄入 4～5 个食物品种

午餐　午餐摄入 5～6 个食物品种

晚餐　晚餐 4～5 个食物品种

零食 1～2 个品种

（3）每日所需各类食物量的推荐

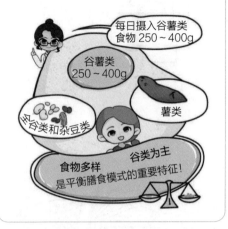

（4）蔬菜水果是平衡膳食的重要组成部分，应该餐餐有蔬菜，天天吃水果。

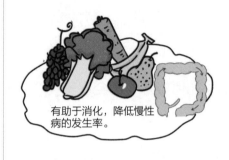

（5）吃各种各样的奶制品，相当于每天液态奶300g，补充足量钙质，增强体质。

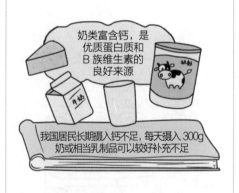

（6）经常吃豆制品，适量吃坚果。

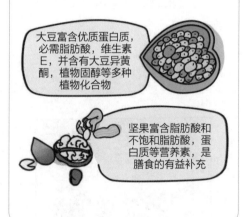

（7）摄入足量的水，有利于大便变软，易于排出。

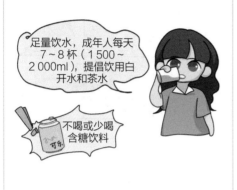

足量饮水，成年人每天7~8杯（1 500~2 000ml），提倡饮用白开水和茶水

不喝或少喝含糖饮料

（8）少盐少油，控糖限酒。

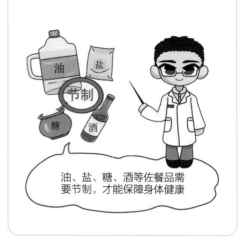

油、盐、糖、酒等佐餐品需要节制，才能保障身体健康

八、主食选择哪些好?

1. 全谷物　符合主食的选择原则，以高纤维素、高容积和高营养饮食为主。

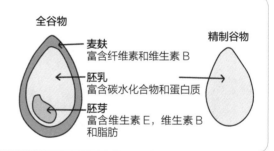

全谷物

精制谷物

麦麸
富含纤维素和维生素B

胚乳
富含碳水化合物和蛋白质

胚芽
富含维生素E，维生素B和脂肪

2. 排便障碍的患者主食推荐糙米、全麦食品、燕麦、玉米等。

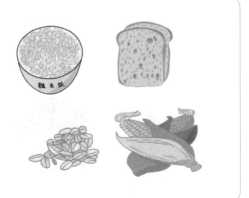

糙米饭

九、水果你吃对了吗？

1. 水果除了含有纤维素、半纤维素外，还富含果胶及有机酸，均有利于排便。对于便秘的患者来说，推荐的水果包括火龙果、柚子、猕猴桃、香蕉等。

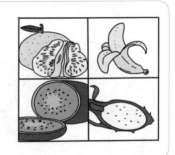

2. 果汁在经过压榨后会损失营养成分，特别是膳食纤维的丢失。

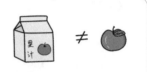

3. 未成熟的香蕉含有较多鞣酸，会造成便秘加重。

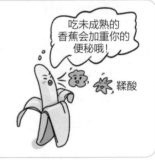

吃未成熟的香蕉会加重你的便秘哦！

鞣酸

十、蔬菜可以吃哪些？

1. 便秘的患者可选用含膳食纤维多的蔬菜，如韭菜、西蓝花、卷心菜、芹菜等。

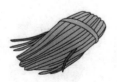 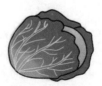

2. 大便失禁的患者推荐进食土豆、扁豆、胡萝卜、山药等蔬菜。

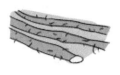

十一、如何正确选择卫生棉条?

卫生棉条是由纯白棉绒压缩制成的一种妇女卫生用品，可以用于大便失禁及中度以上腹泻患者，吸水性好，不易滑脱，可防止粪便渗漏，有效预防失禁性皮炎，减少大便外溢散发的臭味，减轻患者的痛苦，也减轻了照顾者的工作量。

1. 导管型　比较顺滑，易推入，适合新手，但使用时异物感比较强，位置调整不是很方便。

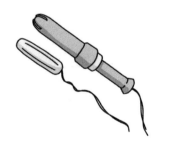

2. 无导管型　简单，方便携带，植入时无异物感，易于掌控位置的调整。

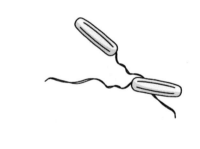

十二、如何正确使用卫生棉条?

1. 导管型卫生棉条使用方法:

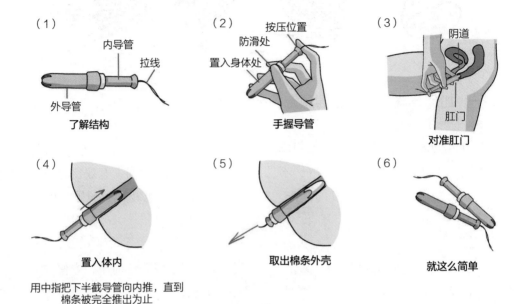

（1）
内导管
拉线
外导管
了解结构

（2）
按压位置
防滑处
置入身体处
手握导管

（3）
阴道
肛门
对准肛门

（4）
置入体内
用中指把下半截导管向内推，直到
棉条被完全推出为止

（5）
取出棉条外壳

（6）
就这么简单

2. 无导管型卫生棉条使用方法:

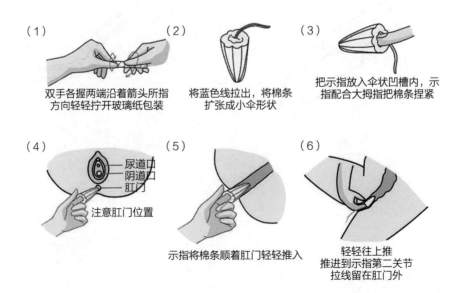

（1）
双手各握两端沿着箭头所指
方向轻轻拧开玻璃纸包装

（2）
将蓝色线拉出，将棉条
扩张成小伞形状

（3）
把示指放入伞状凹槽内，示
指配合大拇指把棉条捏紧

（4）
尿道口
阴道口
肛门
注意肛门位置

（5）
示指将棉条顺着肛门轻轻推入

（6）
轻轻往上推
推进到示指第二关节
拉线留在肛门外

十三、如何正确选择使用护理垫?

护理垫可缩小污染的范围,降低皮肤的受损程度。

1. 护理垫的选择要点

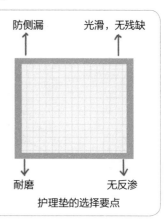

护理垫的选择要点

2. 护理垫的使用方法

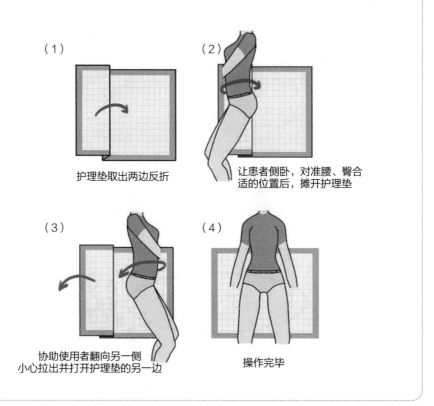

（1）护理垫取出两边反折

（2）让患者侧卧,对准腰、臀合适的位置后,摊开护理垫

（3）协助使用者翻向另一侧小心拉出并打开护理垫的另一边

（4）操作完毕

十四、如何正确选择使用人工肛门袋？

使用肛门袋可有效预防大便失禁引起的皮肤并发症，减轻患者的痛苦，也减轻了居家照护者的负担。

使用肛门袋的方法：

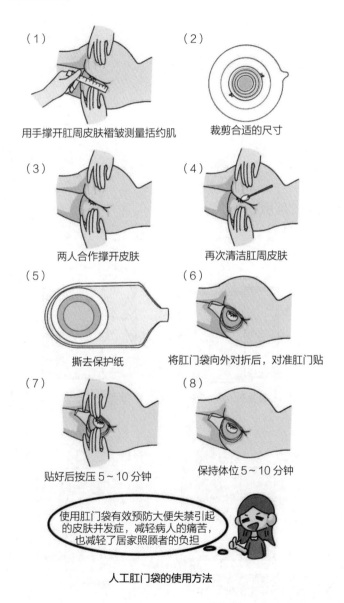

（1）用手撑开肛周皮肤褶皱测量括约肌

（2）裁剪合适的尺寸

（3）两人合作撑开皮肤

（4）再次清洁肛周皮肤

（5）撕去保护纸

（6）将肛门袋向外对折后，对准肛门贴

（7）贴好后按压5~10分钟

（8）保持体位5~10分钟

使用肛门袋有效预防大便失禁引起的皮肤并发症，减轻病人的痛苦，也减轻了居家照顾者的负担。

人工肛门袋的使用方法

（蒋彦星　李娜　龙雨阳　张建梅）

第四节 排便障碍康复训练中

一、便秘患者如何正确进行腹部按摩术?

腹部按摩术:运用物理的方法,沿结肠解剖方向,使用双手在腹部加压,可以增加结肠蠕动动力,缩短结肠通过时间,促进感觉反馈传入和传出。

训练方法如下:

1. 患者进食半小时后才能进行训练,开始训练前应先排空膀胱。

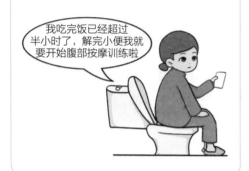

2. 患者平卧,双腿屈髋屈膝,腹部自然放松。

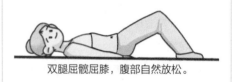

双腿屈髋屈膝,腹部自然放松。

3. 操作者侧身站于患者右侧,充分润滑腹部。

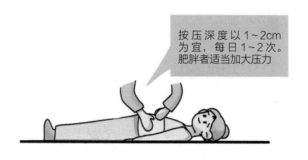

4. 用单手或双手的示指、中指和无名指沿结肠解剖方向，使用双手由盲肠部开始，依结肠蠕动方向，经升结肠、横结肠、降结肠、乙状结肠，自右向左做环形按摩。

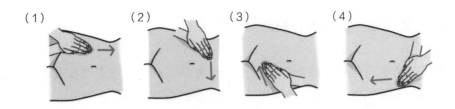

（1）　　　　　（2）　　　　　（3）　　　　　（4）

5. 训练时间及频率，每日按摩 2 ~ 3 次，每次 5 ~ 10 分钟。

二、便秘患者怎样进行手指直肠刺激？

手指直肠刺激可缓解神经肌肉痉挛，诱发直肠肛门反射，促进结肠尤其是降结肠的蠕动。

训练方法如下：

1. 修剪指甲后，示指或中指戴指套，涂润滑油。

2. 将润滑的手指缓慢插入直肠 2.5 ~ 4cm（1 ~ 2 个手指指节长度），沿直肠壁缓慢做环形运动，缓解肛门括约肌的痉挛。

3. 分别在钟表 3、6、9、12 点缓慢牵拉肛管，诱导排便反射。

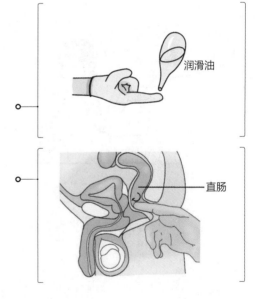

润滑油

直肠

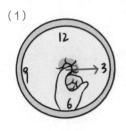
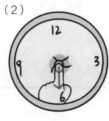
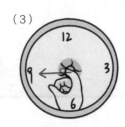
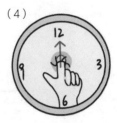

（1）　　　　　（2）　　　　　（3）　　　　　（4）

4. 注意训练时间和频率　持续 1 分钟 / 次，间隔 2 分钟可再次进行，重复 5 次。

5. 警惕发生自主神经异常反射。

三、便秘患者如何正确进行肛门括约肌训练术？

肛门括约肌训练术可刺激直肠，诱发便意。

训练方法如下：

1. 协助患者侧卧。

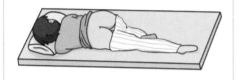

2. 操作者四指并拢或手握拳。

3. 拳头于肛门处，向内按压 5～10 次，两手或单手于肛周有规律地向外弹拨。（注意：肛裂、肛周脓肿应禁忌该项操作）

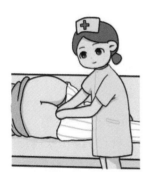

4. 可见肛门外括约肌收缩→扩张→收缩。

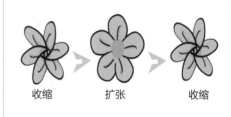

收缩　　　扩张　　　收缩

四、大便失禁者怎样进行盆底肌训练?

盆底肌训练是加强对盆底肌肉群控制的运动,可以改善大小便失禁、盆腔器官脱垂等疾病。

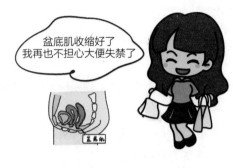

训练方法如下:

1. 定位盆底肌

(1)在排尿时中断排尿,控制收紧和放松的肌肉就是盆底肌。但不可在排尿时进行盆底肌训练。

(2)一根手指放在阴道中,收缩周围的肌肉,手指感觉到收紧的肌肉就是盆底肌。

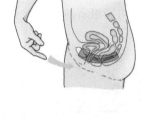

2. 训练前排尿,平躺并屈膝,正常呼吸,只收缩会阴部及肛周的肌肉,收缩 5 秒,放松 5 秒,依次重复,熟练后可站立进行。

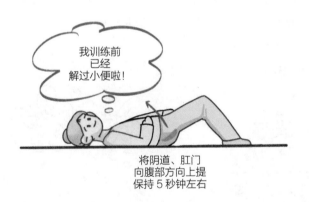

将阴道、肛门
向腹部方向上提
保持 5 秒钟左右

3. 注意训练时间、频率,每周增加 1 秒肌肉收缩的时间,达到 10 秒后不再增加,每日 3 组,每组持续时间 10～15 分钟。

五、哪些全身运动可以改善便秘？

适当的、合理的运动方法可以起到促进肠蠕动、预防便秘的作用，常见的运动形式如慢跑、太极拳、瑜伽、游泳等。

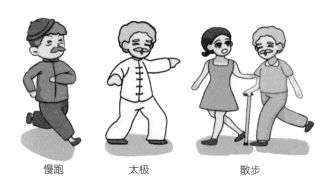

慢跑　　　　　太极　　　　　散步

六、哪个体位更利于排便？

1. 提倡蹲位排便，因蹲位可增大肛门直肠角，更利于大便的排出。

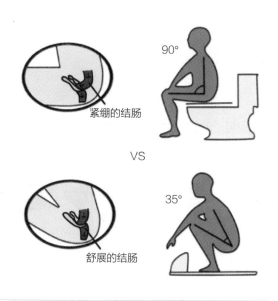

2. 必须坐位排便时，双脚可垫一个约 20cm 的小板凳，增大肛门直肠角。

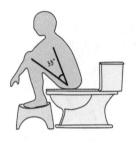

3. 必须卧位排便时，根据结肠生理走向，尽量采取左侧卧位，并适当摇高床头。

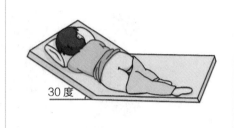

30度

七、什么时候排便效果会更好?

1. 晨起胃肠反射强，排便效果好。

2. 餐后肠蠕动会更加活跃，这时排便会更容易，排便前 15 分钟饮用 200～500ml 温开水促进胃肠反射。

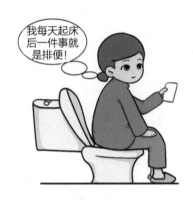

我每天起床后一件事就是排便!

八、肠胀气有哪些治疗手段?

1. **饮食调节**　少吃产气的食物，如牛奶、豆类、红薯、板栗等。

2. **运动调节**　适当增加运动有助于胃肠蠕动，促进肠气的排出，减轻症状。

150

3．药物调节　可服促进胃肠蠕动的加斯清、吗丁啉等，也可口服益生菌调节肠道菌群。

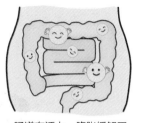

肠道有活力，腹胀缓解了

4．中医中药治疗　可以用行气除胀的成药及汤药，或者应用针灸、贴敷等治疗进行调节。

5．其他　可应用胃肠减压、肛管排气等方法。

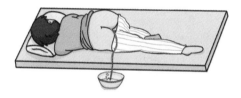

九、治疗便秘的常用药物有哪些?

1．刺激性泻药　作用快，效力强，但不宜长期使用。

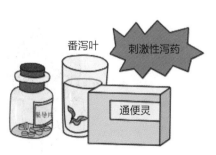

番泻叶

刺激性泻药

通便灵

2. 渗透性泻药　副作用小，效果好。

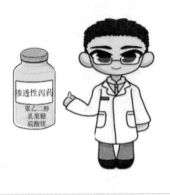

3. 外用润滑剂　有甘油、开塞露，适合有便意但排出困难或大便干燥者。

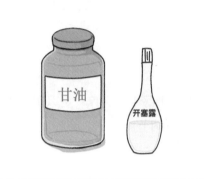

十、长期使用开塞露会有依赖吗？

1. 开塞露是甘油制剂，可软化大便，刺激肠壁，反射性地引起排便反应，再加上具有润滑作用，促使大便排出，主要用于大便嵌顿和需要迅速通便者，通便效果明显。

2. 开塞露长期使用会有依赖。开塞露是通过刺激肠壁引起排便反射来帮助排便的，如果经常使用，直肠被刺激次数越多，敏感性就会降低。因此，要尽量避免频繁使用开塞露。

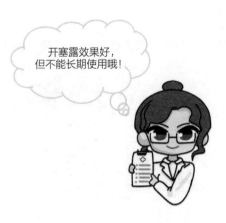

十一、灌肠的方法有哪些？

1．**大量不保留灌肠** 能刺激肠蠕动，排出肠胀气，清洁肠道，稀释和清除肠道内的有害物质，减轻中毒，为做肠道检查前准备。

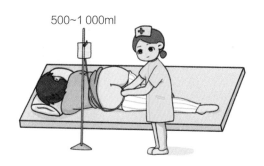

500~1 000ml

2．**小量不保留灌肠** 能软化粪便，排出积气。传统不保留灌肠是运用一次性灌肠装置，灌肠袋内装肥皂水100~180ml，通过肛门将肛管缓缓插入直肠7~10cm，以帮助患者排出大便。

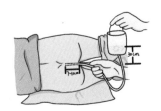

3．**改良开塞露灌肠法** 用50ml注射器抽取开塞露40~100ml，连接一次性灌肠管，甘油润滑管道前端后轻轻插入肛门20~25cm，缓慢注入开塞露后轻轻拔管，嘱患者忍耐10~20分钟后排便。开塞露所达位置在乙状结肠中部，灌肠液在肠管内保留时间延长，大便得到充分软化和润滑，排便效果显著，是一种能迅速有效解除便秘的灌肠方法。

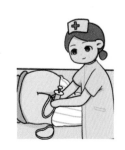

十二、排便障碍者如何安全用药？

排便障碍用药种类较多，为了保证排便障碍患者安全用药，需要注意以下几点：

1. 遵医嘱用药　病因不明不能随意滥用药物。

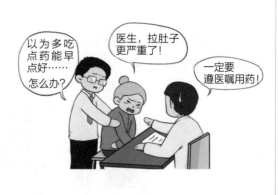

2. 规律用药　用药时间过长、症状未得到减轻应及时就诊。

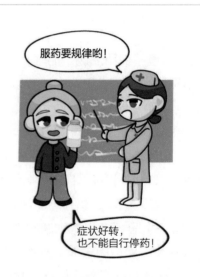

3. 居家用药应选择简便、有效的给药途径，口服和外用给药是简便、安全的给药方法。

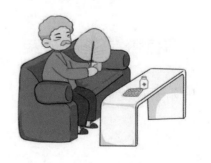

4. 服用药物应注意过敏反应，有明确过敏史者应禁止再次使用。

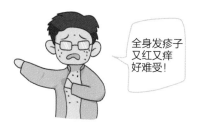

5. 不要轻信广告宣传，忌滥用药。

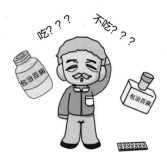

十三、治疗排便障碍有哪些中医疗法？

1. 中药灌肠疗法　药液直达病灶，在短时间内被肠道吸收，效果好且对机体毒副作用小。

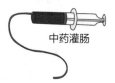

中药灌肠

2. 中医穴位疗法　针刺、温针灸及艾灸采用穴位针刺治疗主穴。

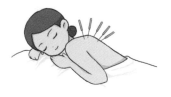

3. **穴位贴敷法**　通过局部皮肤吸收药效并刺激相关穴位，达到减少药物对消化道刺激及激发气血作用。

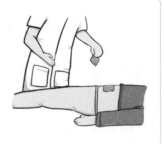

4. **穴位埋线**　通过将可吸收的手术缝线放入穴位，对穴位产生连续性刺激来预防和治疗疾病。

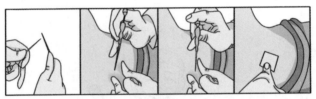

穴位埋线

5. **穴位按压**　按压支沟穴和天枢穴可以促进排便。

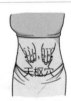

天枢穴

十四、治疗排便障碍有哪些康复治疗手段？

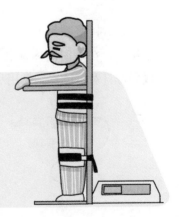

1. **站立训练**　可促进血液循环，增加回心血量，助消化，加快肠蠕动。

2. 生物反馈治疗仪　提高肌肉张力，采用 Kegel 法训练患者肛门自主收缩时括约肌与直肠的协调性，采用生物反馈触发电刺激训练法，以患者能耐受为限度，以引起直肠扩张感的容量阈值开始扩张直肠，使肛门外括约肌反射性收缩，改善失禁。

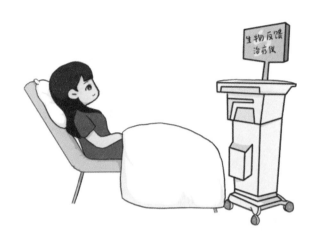

3. 电刺激治疗仪　刺激运动神经，增强括约肌收缩和促进外括约肌转为耐疲劳型肌肉；刺激感觉神经提高对大便的感受，调节局部排便反射。

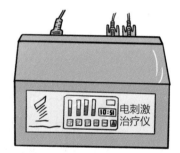

4. 腹部按摩仪　按照肠道的走行顺序来进行按摩。肠道从右侧腹部到左侧腹部分别为升结肠、横结肠、降结肠，下腹部为直肠，肠道的蠕动会按照以上顺序将肠道内的垃圾排出体外。以肚脐为中心，呈环状顺时针按摩腹部，有利于肠道蠕动，帮助排便。

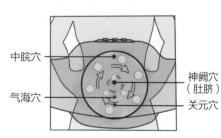

157

十五、排便障碍者的家居环境应该注意些什么?

1. 患者应居住在环境通风、带有卫生间的房间,采用具有冲洗功能的智能马桶,便器应舒适,利于各种便携式的装置,卫生纸等放置于易拿取处。

这样上厕所方便多了

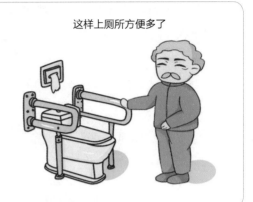

2. 对于年老体弱的排便功能障碍者,应注意卫生间出入的通道宽敞、无台阶、无障碍物,方便患者如厕。

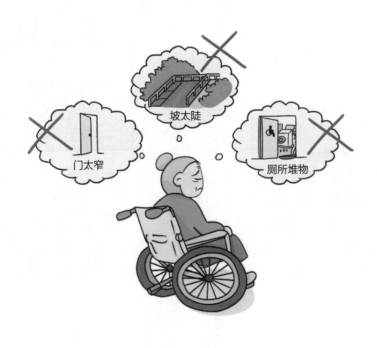

门太窄

坡太陡

厕所堆物

3. 排便障碍者应注意如厕安全，卫生间的照明要好，地面应平整，地面宜选用不滑及不易松动的材料。

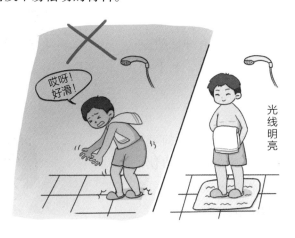

十六、如何克服排便障碍带来的负面情绪？

患者除了肠道功能障碍，往往还可能伴有其他慢性基础疾病或身体残疾，身体的痛苦及经济的压力会使他们产生难以启齿、意志消沉、孤僻、害怕的低落情绪，社会适应能力进一步退化。

1. 社会支持　为慢性肠道功能障碍患者争取政策上的帮扶及公益组织的照护，设置无障碍设施，可以缓解他们的经济负担及心理压力，能更好的帮助患者恢复社会交往能力，回归社会。

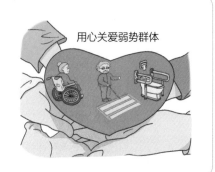

2. **家人的关怀** 家人无微不至的照护及陪伴，可以帮助患者减少肠道功能障碍带来的危害，让患者重拾生活的希望和勇气。

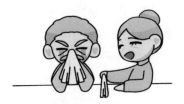

向亲密的朋友或家人倾诉

3. **创造欢快的环境氛围** 如果能让患者听一些轻快、明朗的乐曲，可使他们悲观抑郁的情绪振作起来；而旋律舒缓的乐曲则能使患者的情绪安定。

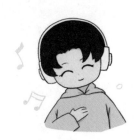

（雷倩　赵慧　龙雨阳　李娜　王凤临）

第五节　排便障碍康复训练后

一、如何记录排便日记?

动态监测自我排便情况,详细记录排便日记:

排便日记

日期:			起床时间:			睡觉时间:
时间	饮水量	饮食量	排便量	大便颜色	大便性状	是否伴有排便困难、腹胀、腹痛

二、排便障碍康复训练有哪些注意事项?

1. 根据情况适当调整训练方式,如有恶心、腹痛等不适,应立即停止训练。
2. 排便训练需选取合适的时机,训练时间相对规律,长期坚持。

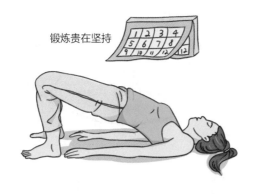

锻炼贵在坚持

3．排便障碍的康复训练需在专业的医务人员指导下进行，熟练掌握训练方法后可居家锻炼。

4．排便训练需放松心情，集中注意力才能取得更好的锻炼效果。

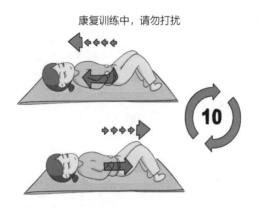

康复训练中，请勿打扰

5．在康复训练同时需要结合合理的饮食管理。

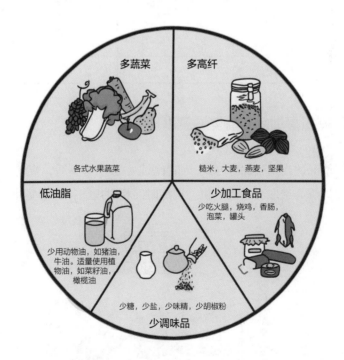

6. 定期复查。

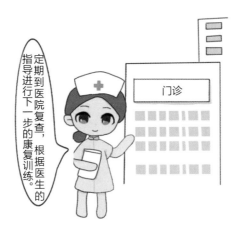

定期到医院复查，根据医生的指导进行下一步的康复训练。

门诊

三、出现哪些情况时应该立即到医院就诊?

1. 身体出现严重不适，如剧烈的腹痛、腹胀、恶心、呕吐等情况。

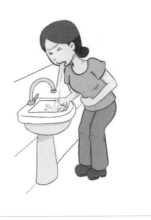

2. 患者大便颜色出现异常。

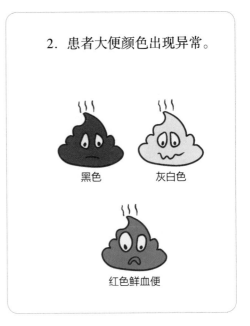

黑色　　　　灰白色

红色鲜血便

3. 患者突然出现发热并长时间不退热。

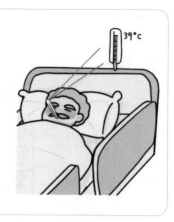

四、排便障碍门诊复查可能包括哪些项目？

1. **大便检查** 大便常规可初步判断消化道有无感染、有无出血，必要时查大便菌群比，明确有无肠道细菌失衡，大便培养可检测出致病菌。

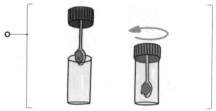

2. **血液检查** 血常规可诊断身体有无炎症、贫血或血液疾病；血生化可检测肝肾功能、血脂、血糖、电解质及心肌酶谱等。

3. **腹部彩超检查** 排便功能障碍者可通过超声检查观察肠管形状、肠腔大小、积液、肠壁厚度及层次、血流量范围等，发现扩张肠管，找出梗阻的部位，可协助诊断肠梗阻。

4. **腹部 CT 检查** 可用于诊断肠梗阻，能够明确肠梗阻的病变部位、性质、病变程度、狭窄肠的长度、周围粘连等情况，同时能清晰观察盲肠的扩张程度，避免误诊为手术带来的风险。

5. **肠镜检查** 可以检查是否有肠道溃疡、出血、炎症、息肉、肿瘤等，是及早发现腺瘤样息肉等癌前病变的主要方法。

（李娜　赵慧　蒋彦星　雷倩）

第·六章
漫话转移功能障碍

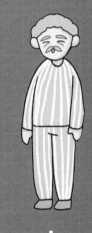

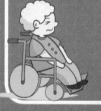

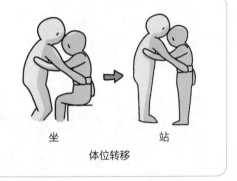

第一节 基础知识

一、什么是体位转移?

体位转移是人体从一种姿势转移到另一种姿势的过程,包括卧、坐、站、行走。

坐　　　　站

体位转移

二、什么是转移功能障碍?

转移功能障碍是患者因疾病原因无法自主完成从一种姿势到另一种姿势的转变过程。

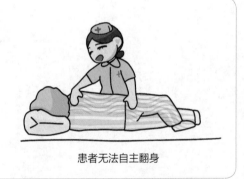

患者无法自主翻身

三、什么原因会引起转移功能障碍?

因各种疾病导致患者躯体功能障碍所致无法自主完成转移过程,如瘫痪(截瘫、全瘫、偏瘫等)、骨折、肢体残疾等疾病。

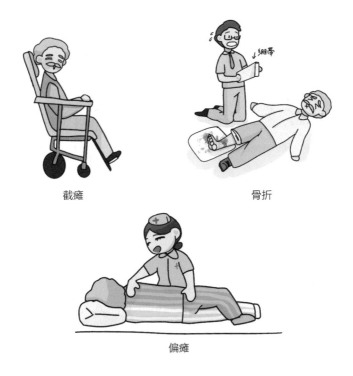

截瘫   骨折

偏瘫

四、转移功能障碍应该做哪些康复评定?

转移功能障碍的评定是制订康复治疗计划的前提和基础，也是康复治疗效果的客观依据，通过康复评定可以了解患者功能障碍的种类、性质、部位、范围和严重程度，可对疾病的预后做出初步判断。对于转移功能障碍的患者，医务人员用客观量化的方法对患者进行常见的评定，包括：感觉评定、肌张力评定、肌力评定、关节活动度评定、平衡功能评定等。

五、转移功能障碍应该做哪些康复训练?

1．从卧位到坐位的训练

第一步，医务人员协助患者从仰卧位转向侧卧位。

第二步，医务人员协助患者从侧卧位到床边坐起。

167

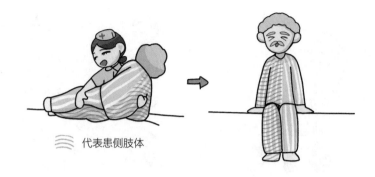

代表患侧肢体

2. 从坐到站的训练

第一步，医务人员协助患者身体前倾。

第二步，医务人员协助患者站立调整重心，维持站立平稳。

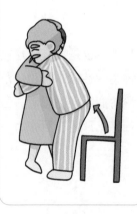

3. 床椅转移训练 医务人员协助患者床-椅和椅-床的双方向转移训练。

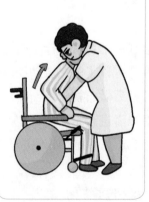

4. 步行训练 医务人员对患者异常步态的矫正，促进步行能力的恢复。

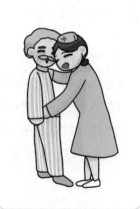

六、平衡功能对转移有影响吗？

平衡是人体保持姿势与体位、完成各项生活活动尤其是转移动作的基本保证。平衡功能受到损害，就无法自行完成转移动作。

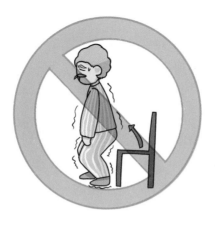

七、坐位平衡如何分级?

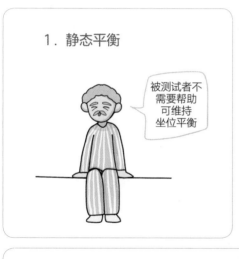

1. 静态平衡

被测试者不需要帮助可维持坐位平衡

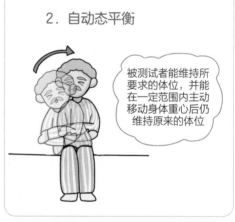

2. 自动态平衡

被测试者能维持所要求的体位,并能在一定范围内主动移动身体重心后仍维持原来的体位

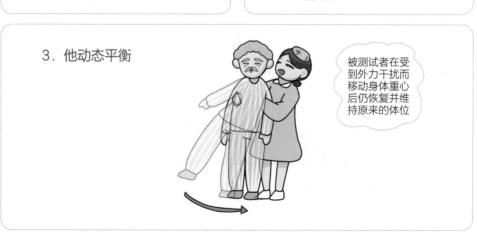

3. 他动态平衡

被测试者在受到外力干扰而移动身体重心后仍恢复并维持原来的体位

八、什么是高靠背轮椅？

轮椅靠背高度为坐垫到肩部或枕部的距离则为高靠背轮椅。

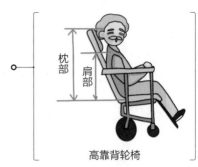

高靠背轮椅

九、什么是低靠背轮椅？

轮椅靠背高度为坐垫至患者肩胛下角的距离即为低靠背轮椅。

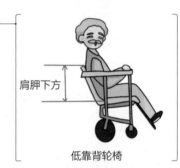

低靠背轮椅

十、什么是 Bobath 握手？

Bobath 握手：患者肘关节伸直，肩关节前屈，双手十指交叉，偏瘫侧拇指在上。常用于脑卒中患者活动时、转移时以保护偏瘫侧手及肩。

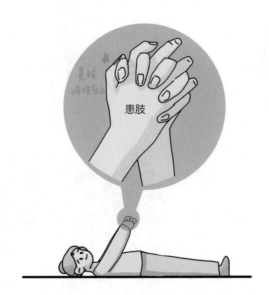

（邓燕玲　霍彩玲　陈忠泽　刘学琼）

第二节 转移功能障碍的危害

一、转移功能障碍对排便有影响吗?

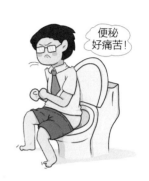

有影响!因为转移功能障碍患者活动减少,导致肠道蠕动减弱,从而引起便秘;也可由于疾病原因导致患者饮食结构发生改变,纤维素和水分摄入减少,加重便秘的发生。

二、发生转移功能障碍后会影响情绪吗?

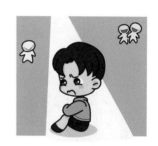

会!患者会产生恐惧、悲观、焦虑、抑郁等不良情绪,还会因为觉得自己没用而产生自我否定,甚至有些患者自暴自弃,想放弃治疗。

（陈忠泽　刘学琼　邓燕玲　张维林）

第三节 转移训练前

一、偏瘫后，体位如何摆放？

1. 仰卧位 将头置于软枕上，患肩及患侧上肢下方垫薄枕，患侧上肢尽量向外展开，肘关节伸直；患侧下肢垫一软枕，保持下肢中立位，膝关节略屈曲。

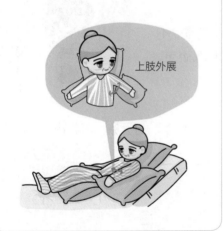

上肢外展

2. 患侧卧位 患者患侧在下，患侧上肢向外展开并伸直，掌心向上，手指伸展；健腿下垫软枕，背部放一枕头，躯干可以依靠其上，取放松体位。

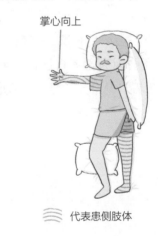

掌心向上

代表患侧肢体

3. 健侧卧位 患者健侧在下，胸前放一软枕，患肩及患侧上肢平放于软枕之上并伸直，掌心向下，手指伸直，患侧下肢及患足下垫软枕，足呈翘脚背状态。操作中注意动作轻柔，保护患者安全，避免拖拉拽等动作，防止关节拉伤。

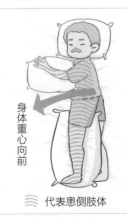

身体重心向前

代表患侧肢体

4．坐位　抬高床头，协助患者坐立，背部依靠软枕，患者患侧上肢放于餐板和薄枕之上，患肩往前伸，躯干挺直，双下肢平放。

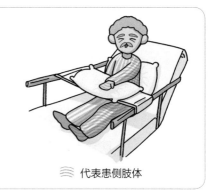

≋ 代表患侧肢体

二、截瘫如何进行体位管理？

1．仰卧位　头下放置薄枕，将头两侧固定，四肢用枕头加垫。

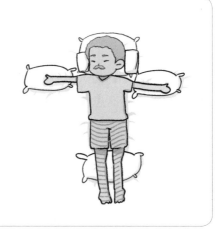

2．侧卧位　患者侧卧，上肢的前臂放在胸前的枕头上，下侧的前臂自然放在床上，腕关节自然伸展，手指自然屈曲，在躯干背后放一枕头给予支撑；下肢稍微弯曲，双腿间垫软枕，背后垫长枕，让颈椎和头部保持正常曲线。

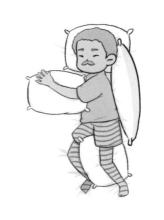

3. 坐位　病情稳定且骨折固定后，从 30° 开始，逐步抬高床头，若无不良反应，可每日升高 5°～10°，一直到坐位 90° 可坐 30 分钟。

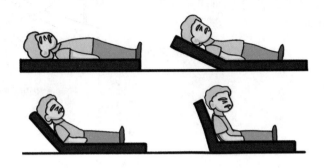

三、髋关节置换术后应如何摆放体位？

翘脚背

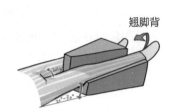

两腿间放厚枕头或梯形枕，使双下肢分开 20°～30°，并抬高患肢 20°～30°，翘脚背。

四、腰腿痛应该怎么坐？怎么站？怎么躺？

1. 正确的坐姿　坐在有靠背的椅子上，腰部紧贴靠背，上身挺直，腰背与大腿呈 90°，双下肢并拢。若凳子过高，可用矮凳垫起双足，使膝略高于臀部。

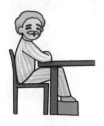

2. 正确的站姿　两眼平视，收下巴，腰背挺直，膝关节微屈，两足距离与双肩宽度相等。

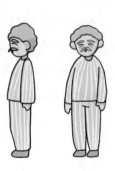

3．正确的睡姿　枕头的高度适宜。仰卧位时，可在膝下加一薄垫；侧卧位时，膝关节微屈，并将一软枕垫于两腿之间，在背后放置硬枕。

五、如何保护颈椎？

1．纠正生活中的不良体位　调整桌面或工作台的高度，保持脊柱的正常生理曲度，腰部挺直，双眼平视前方，颈部放松，不要偏头耸肩。

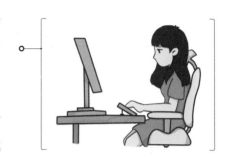

2．选择合适的枕头　合适的睡枕对防治颈椎病非常重要，是药物治疗不能替代的。要选择适合人体生理特点的睡枕，枕头要有一定的曲线造型符合颈椎生理弯曲，具有一定弹性、透气性好，能支撑整个颈部，使颈部肌肉得以充分放松。

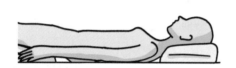 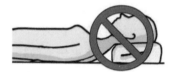

3．保持良好的睡姿　仰卧时，头部置于枕头中间位置，枕头高度为自身拳头的高度，10～15cm，膝下垫软枕。侧卧时，颈部保持中立位，枕头高度以患者颈部至同侧肩峰的高度为宜，双手交于体前，双腿之间放一软枕，调整至舒适体位。

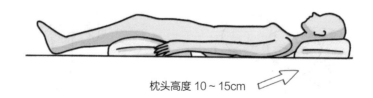

枕头高度 10～15cm

4．选择软硬合适的床垫 床垫太柔软，人躺在上面脊柱会呈弯曲的状态，这样会使身体上侧肌肉松弛，下侧肌肉拉紧；太硬的床垫则会让脊柱处于僵直紧张的状态。

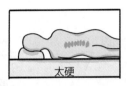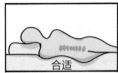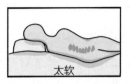

太硬　　　　　合适　　　　　太软

5．注意颈部保暖 避免空调、电扇的冷风直接对着颈部吹。

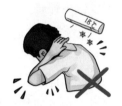

六、上肢骨折后如何摆放体位？

1．肱骨骨折 患肢屈肘于胸前，平卧位时在患肢下垫一软枕，齐与心脏水平，目的是有利于静脉回流，减轻肿胀；下床活动时用三角巾将患肢悬吊于胸前，操作方法为：上肢紧贴胸前，三角巾的一角放在对侧肩上，两角在颈后打结，将患侧上肢托起。

2．尺桡骨骨折 肘关节弯曲呈90°，掌心向上，平卧时适当抬高患肢，下床活动时用三角巾悬吊固定于胸前。

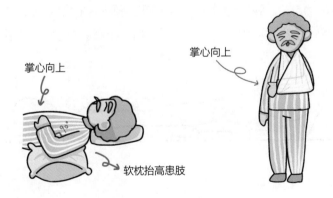

掌心向上

软枕抬高患肢

掌心向上

七、下肢骨折后如何摆放体位？

1. 平卧时　患肢伸直，同时将下肢抬高 15°～20°，保持膝关节微屈，翘脚背。

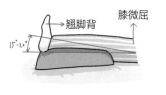

2. 健侧卧位时　健侧在下，患侧下肢垫一软枕抬高，膝关节屈曲，呈迈步状，踝关节勿下垂。

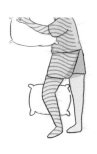

八、躯体移动功能障碍可以选择哪些工具来帮忙？

1. 助行架　分为无轮、两轮和四轮三种。用于上肢功能较好而下肢功能障碍较轻的患者。

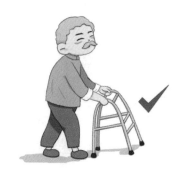

2. 手杖　分单脚式和多脚式。单脚式适用于握力好、上肢支撑力强者；多脚式适用于平衡能力欠佳、用单脚式手杖不够安全的患者。

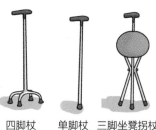

四脚杖　　单脚杖　　三脚坐凳拐杖

3. **拐杖** 分为腋杖和臂杖。

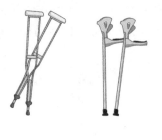

4. **轮椅** 适用于即使借助矫形器、拐杖和助行器等各种步行辅助器也难以步行的患者。

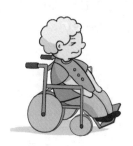

九、如何选择一款适合自己的轮椅？

1. **座位的宽度** 患者坐在轮椅上，参考的轮椅坐位宽度为：臀两侧与轮椅两内侧面之间应各有 2.5cm 的间隙。

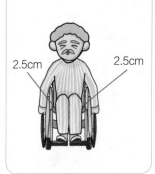

2. **座位长度** 坐位时，参考的轮椅坐位长度为：后臀部至小腿腓肠肌之间的水平距离减去 6.5cm。

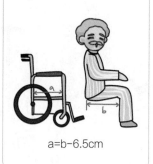

a=b-6.5cm

3. **靠背的高度** 除年老体弱及高位截瘫患者需选择高靠背轮椅以外，其余患者均可选用低靠背轮椅。

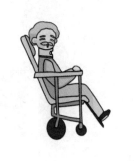

4. 座位高度

建议轮椅坐位高度为坐下时足跟至腘窝的距离，再加4cm（一般为40~45cm）。

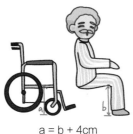

a = b + 4cm
（a ≈ 40 - 45cm）

5. 脚踏板高度

可根据患者的身高和腿长来调节脚踏板的高度，一般脚踏板距离地面约5cm。

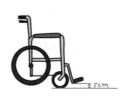

6. 扶手高度

坐下时，上臂垂直，前臂平放于扶手上，参考的扶手高度为椅面至前臂下缘的高度加2.5cm。

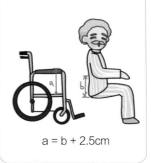

a = b + 2.5cm

十、哪些情形需要使用踝足矫形器？

1. 踝关节不稳

定患者可能反复出现关节扭伤，自诉走在平整的路面上有不稳的感觉。

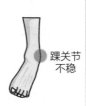

踝关节
不稳

2. 踝足部骨折或损伤。

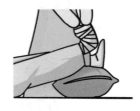

3. 足内翻、足外翻、足下垂。

足内翻　　足下垂

4. 脑瘫、偏瘫、截瘫患者引起的踝关节畸形。

踝关节弯曲变形

179

十一、偏瘫患者如何穿衣巧借力?

1. 建议偏瘫患者选择前开衫的衣物,材质柔软、宽松,裤子为松紧裤带,大小合适,方便穿脱。

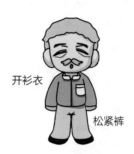

开衫衣

松紧裤

2. 穿开襟上衣的方法。

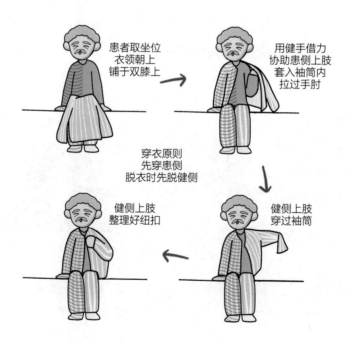

患者取坐位
衣领朝上
铺于双膝上

用健手借力
协助患侧上肢
套入袖筒内
拉过手肘

穿衣原则
先穿患侧
脱衣时先脱健侧

健侧上肢
整理好纽扣

健侧上肢
穿过袖筒

脱开襟上衣与穿开襟上衣过程相反。

3. 穿裤子的方法。

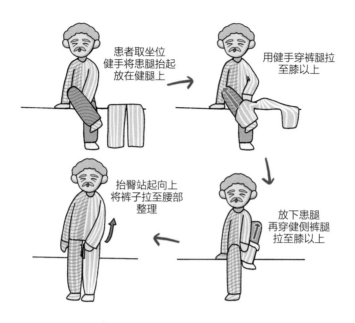

脱裤子与穿裤子过程相反。

（霍彩玲　刘玲　黄能　张维林）

第四节 转移训练中

一、偏瘫患者如何床上平移？

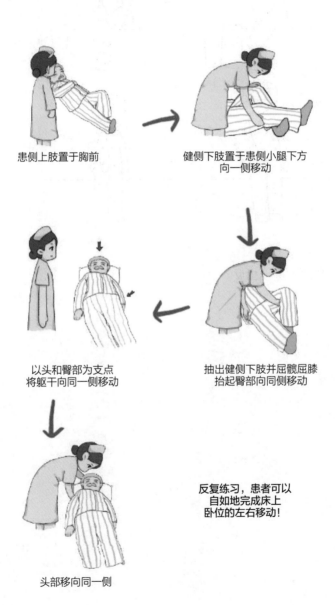

患侧上肢置于胸前

健侧下肢置于患侧小腿下方
向一侧移动

抽出健侧下肢并屈髋屈膝
抬起臀部向同侧移动

以头和臀部为支点
将躯干向同一侧移动

头部移向同一侧

反复练习，患者可以
自如地完成床上
卧位的左右移动！

二、截瘫患者如何床上移动?

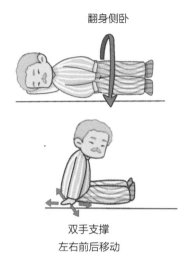

翻身侧卧

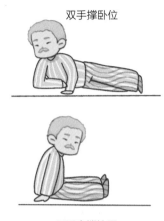

双手撑卧位

双手支撑
左右前后移动

双手支撑抬臀

三、下肢骨折了如何进行主动训练?

1. 骨折复位固定后即可早期做股四头肌静止收缩。

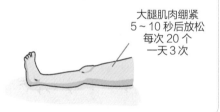

大腿肌肉绷紧
5~10 秒后放松
每次 20 个
一天 3 次

2. 保持股骨不旋转、不内收情况下做髋与膝关节主动弯曲运动。

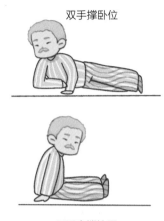

屈膝　　屈髋

3. 髋、膝、踝部的主动运动。

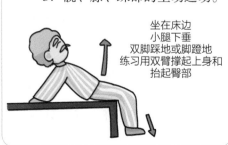

坐在床边
小腿下垂
双脚踩地或脚蹬地
练习用双臂撑起上身和
抬起臀部

4. 脚掌弯曲活动。

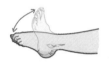

脚背尽量向上翘维持 5 秒
然后尽量向下压维持 5 秒
每次 15~20 次

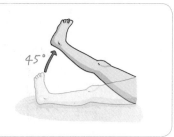

5．直腿抬高　大腿肌肉绷紧，膝盖伸直，下肢抬高与床成 45° 夹角，每次维持 5~10 秒。

四、偏瘫患者如何被动翻身？

患者仰卧位，双手运用 Bobath 握手，上肢伸展，双下肢屈曲，协助双上肢左右侧方摆动，并顺势翻向翻身侧。

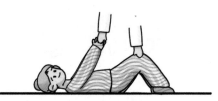

≋ 代表患侧肢体（右侧）

五、偏瘫患者如何主动翻身？

1．主动向健侧翻身法　患者仰卧位，利用 Bobath 握手，健侧下肢插到患侧腿下面，勾住患侧踝部，脚面蹬床，通过上肢左右摆动与下肢配合翻向健侧。

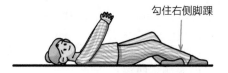

勾住右侧脚踝

≋ 代表患侧肢体（右侧）

2．主动向患侧翻身法　患者平卧位，运用 Bobath 握手，健侧足底用力蹬床，同时上肢左右摆动翻向患侧。

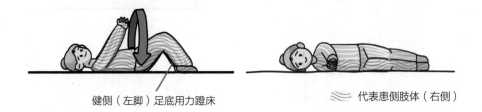

健侧（左脚）足底用力蹬床

≋ 代表患侧肢体（右侧）

六、截瘫患者如何主动翻身？

患者可以先翻转上半身成侧卧位，再用单肘支起上部躯干，另一只手调整下肢位置。

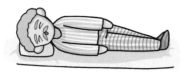
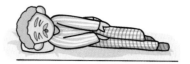

≋ 代表截瘫部位

七、截瘫如何被动翻身？

1. 一人协助翻身法　患者仰卧，十指交叉举起双手，双膝弯曲，蹬于床面。一手托肩部，一手托膝部，轻轻将患者翻向自己。

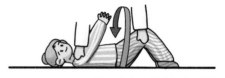

≋ 代表患侧肢体（右侧）

2. 二人协助翻身法　两人协作，一人双手分别托患者颈肩部和腰部，另一人双手分别托患者臀部和腘窝，其中一人发出"1，2，3"指令后，同时翻身。适用于胸、腰段脊柱骨折的患者。

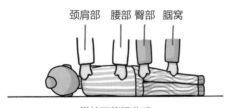

颈肩部　腰部　臀部　腘窝

脊柱不能扭曲哦

3. 三人协助翻身法　一定要使头、颈、躯干保持在同一水平线上。适用于颈段骨折、颅骨牵引、高位脊髓损伤的患者。

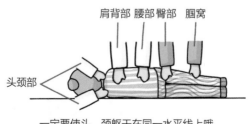

肩背部　腰部　臀部　腘窝

头颈部

一定要使头、颈躯干在同一水平线上哦

八、偏瘫了，怎么从床上坐起来?

1. 向患侧翻身坐起。

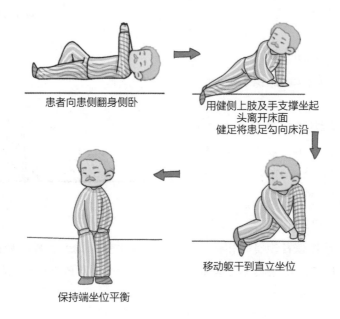

患者向患侧翻身侧卧

用健侧上肢及手支撑坐起
头离开床面
健足将患足勾向床沿

移动躯干到直立坐位

保持端坐位平衡

2. 向健侧翻身坐起。

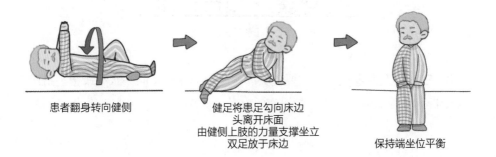

患者翻身转向健侧

健足将患足勾向床边
头离开床面
由健侧上肢的力量支撑坐立
双足放于床边

保持端坐位平衡

九、截瘫只能一直躺着吗?

不能! 截瘫患者也是需要定期活动的, 但是活动是一个循序渐进的过程,一定要根据患者自身的情况来制订相应的康复训练计划。

1．增强肌力训练　医务人员根据患者下肢的肌力情况，指导加强残存肌力的练习，从被动运动过渡到主动运动，可给患者双下肢一定的阻力，指导患者做下肢对抗的运动。

2．维持关节活动度训练医务人员根据患者关节活动范围，对患者实施主被动关节活动训练，防止关节畸形及肌肉萎缩等。

3．垫上训练　利用上肢力量，借助绳套或吊环做垫上变换体位的练习，达到锻炼上肢力量、提高四肢灵活性和预防压力性损伤的作用。

4．坐位训练　患者坐于床沿上，双手放在同侧大腿上，找到平衡后鼓励患者维持平衡，放手，同时保护患者静坐15～30分钟。

5．站立训练　患者经过坐位训练后，无直立性低血压等不良反应时，可在医务人员指导下进行站立训练。站立时，应保持患者脊柱的稳定性，固定绑带，根据病情选择合适的站立角度，从小范围开始，逐渐增加角度，注意观察患者有无不适。

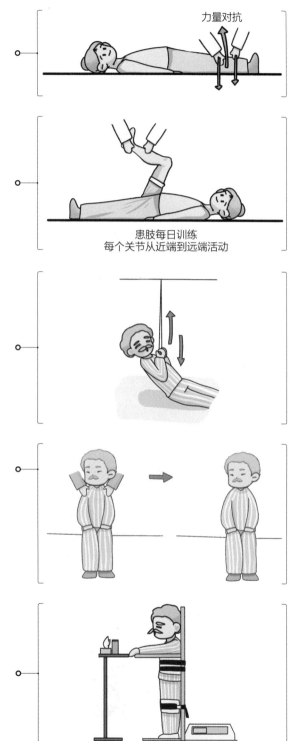

力量对抗

患肢每日训练
每个关节从近端到远端活动

6. **步行训练** 患者在平行杠内站立，然后在平行杠内行走练习，随着病情好转，可移至杠外用双拐来代替平行杠完成步行练习。

7. **作业治疗** 通过夹弹珠、折纸等活动，锻炼手指的肌力及灵活性。

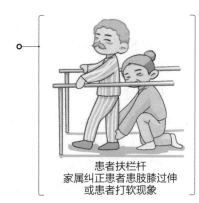

患者扶栏杆
家属纠正患者患肢膝过伸
或患者打软现象

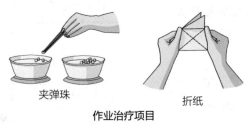

夹弹珠　　　　　　折纸

作业治疗项目

十、偏瘫怎么实现床和椅之间的转移？

1. 主动转移。

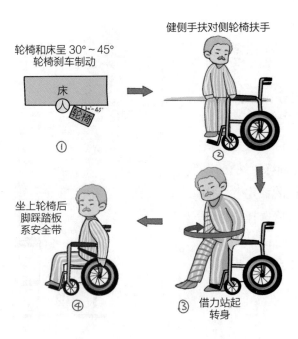

健侧手扶对侧轮椅扶手

轮椅和床呈 30°～45°
轮椅刹车制动

床

人 轮椅

①

②

坐上轮椅后
脚踩踏板
系安全带

④

③

借力站起
转身

2. 被动转移。

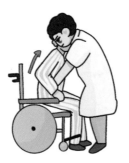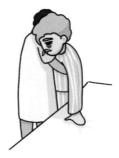

刹住刹车
膝盖抵住患者膝盖
手拉患者腰

转身上床
患者健侧辅助用力

十一、截瘫怎么实现床和椅之间的主动转移？

首先轮椅靠近床旁，距离约 30cm，刹住刹车，把双腿放在床上；然后打开手刹，推动轮椅向前紧贴床沿；最后刹住刹车，双手扶起轮椅扶手向上同时向前撑起到床上。

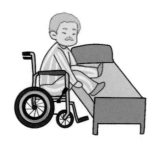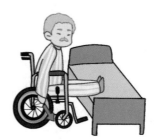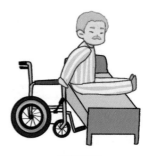

轮椅靠近床旁
距离约 30cm
刹住刹车
把双腿放在床上

打开手刹
推动轮椅向前
紧贴床沿

刹住手刹
双手扶起轮椅扶手向上
同时向前撑起到床上

189

十二、截瘫怎么实现床和椅之间的被动转移?

1. **一人辅助转移** 方法如下图所示。

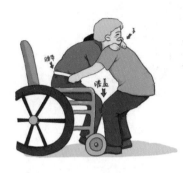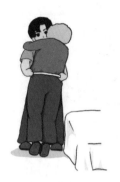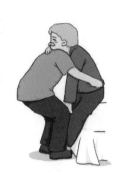

2. **两人辅助转移** 一人在背后,双手从患者腋下穿过,握住患者双手,一人在前面,双手穿过患者腘窝,抬起患者双下肢。

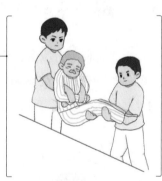

十三、腰腿痛如何上下床?

1. **俯卧位上下床** 患者双手伸直,支撑面向床面,抬起靠近床边的腿;双手下滑,身体放平,抬起另一条腿,翻身平卧。下床相反。

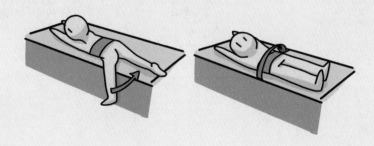

2．仰卧位上下床 患者坐于床沿，双手伸直，放于身体后面支撑上身慢慢躺下。起床时也用胳膊支撑上身起床。

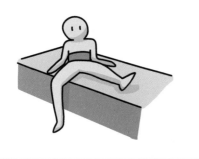

3．侧卧位上下床 患者健侧手肘支撑床面，身体向支撑侧倾斜，下肢抬上床面。

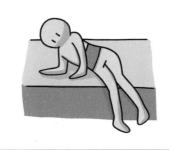

十四、腰腿痛需要搬东西、捡东西怎么办？

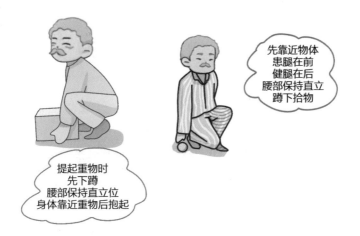

先靠近物体
患腿在前
健腿在后
腰部保持直立
蹲下拾物

提起重物时
先下蹲
腰部保持直立位
身体靠近重物后抱起

（刘玲　刘学琼　陈忠泽　张维林　刘杨）

第五节 转移训练后

一、助行架使用知多少？

1. 步行 患者向前移动助行架约 1 步距离，将助行架四个脚放置于地面，行走时先迈患腿，再迈健腿。

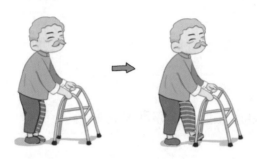

2. 坐下 / 起身站立 患者使用助行架移步到椅子前→健腿在后，患腿在前→弯曲健腿→坐到椅子上。

注意：起身站立动作相反，重心始终在健侧！

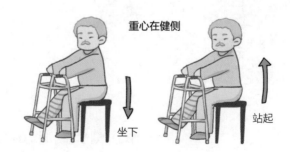

二、怎样使用手杖？

1. 健腿一侧的手握手杖。行走时，手杖先向前一小步，迈出患腿，再迈健腿。

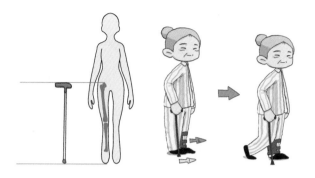

2. 上楼时，健肢先上，患肢后上，最后手杖。

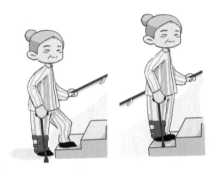

3. 下楼时，先下手杖，再下患肢，最后健肢。

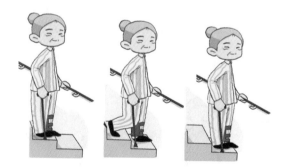

三、怎样使用腋杖？

1. **迈至步**　患者站立位，双腿分开与肩同宽，稳定重心，双拐同时伸出一小步，双足摆至双拐落地点。

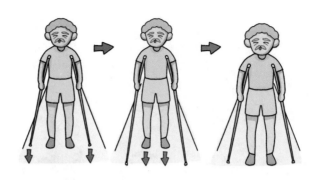

2. **迈过步**　患者站立位，双腿分开与肩同宽，稳定重心，双拐同时伸出一小步，双足摆至双拐前方。

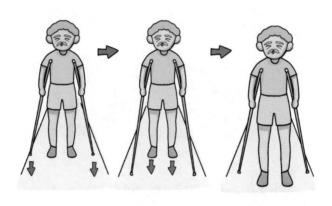

3. **两点步**　患者站立位，双腿分开与肩同宽，稳定重心，先将一侧拐与对侧足同时迈出，再交替。

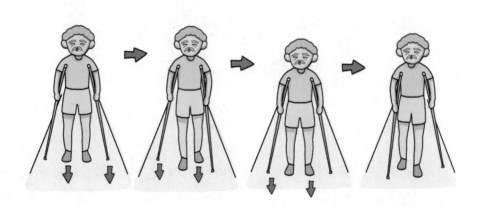

　　4．三点步　患者站立位，双腿分开与肩同宽，稳定重心，先迈出双拐，身体前倾，再迈出患腿，最后迈健腿。

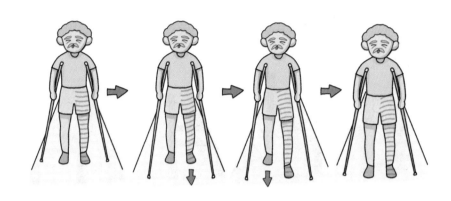

　　5．四点式　患者站立位，双腿分开与肩同宽，稳定重心，先伸左拐，迈右腿，再伸右拐，同时迈左腿。

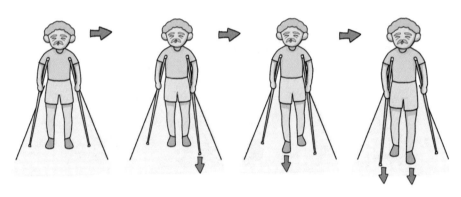

　　6．坐下　患者身体慢慢后退→健腿碰椅子或床的边缘→双拐合在一起→患腿侧的手握住拐杖手柄→健侧的手放到椅子或床缘上→弯曲健腿坐下→双拐放在椅子旁边。

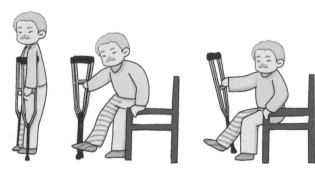

7. **起身站立**　患者健腿向前移动到椅子或床的边缘，健腿支撑→患腿一侧的手握住双拐手柄，健侧的手扶住椅子扶手或床缘→两手支撑用力，同时健腿发力站起。

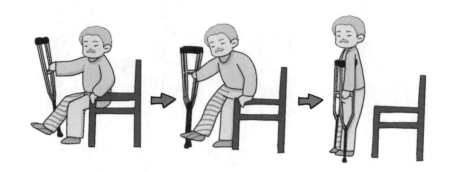

8. **上楼梯**　准备上楼时，移动身体靠近最底层的楼梯，持拐杖站位→将健腿向前跨向上一级楼梯→再移动患腿和拐杖到同级阶梯。

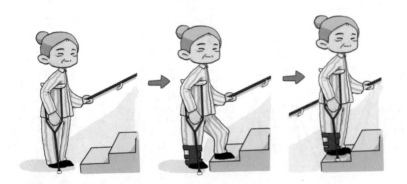

9. **下楼梯**　移动身体靠近待下楼梯的边缘，持拐杖站位→将拐杖移至下一级楼梯→患腿移至同一阶梯→双手支撑稳定后，重心下移，再移动健腿。

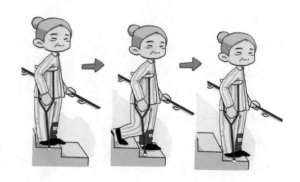

四、怎样使用踝足矫形器?

取坐位,操作者面向患者,调整患足位置,托起患足并置于中立位;打开矫形器的搭扣及粘贴带,再将矫形器穿于患足上,固定搭扣及粘贴带,穿好鞋。

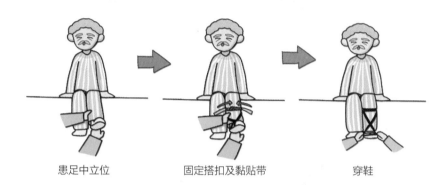

患足中立位　　　　固定搭扣及黏贴带　　　　穿鞋

五、轮椅"驾照"拿到了吗?

1. 上车　展开轮椅→刹住刹车→收起脚踏板→坐到坐垫上→展开脚踏板→系好安全带。

握圈

松手

2. 前行　刹车松开→双手紧握轮环的后半部分→双上肢同时向前推,并伸直肘关节→放开轮环,如此重复进行。

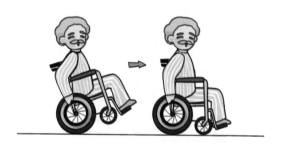

3. 自行上、下台阶

(1)上台阶:先将前轮放到台阶上,然后身体前倾,双手使劲向前推动后轮。适合台阶高度低于10cm的一阶台阶。

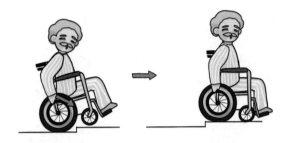

（2）下台阶：翘起前轮，双手控制好后轮的平衡下台阶，此动作适合台阶高度低于 10cm 的台阶。

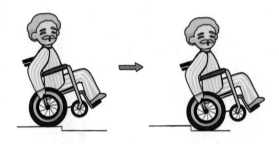

4．他人协助上、下台阶

（1）正面上台阶：轮椅面向台阶放好，一只脚踩住防翻杆或向下压推把，使轮椅向后倾斜，把前轮放到台阶上；扶住推把，膝盖顶住轮椅，用腿部力量把轮椅推到台阶上。

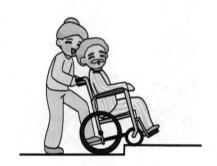

（2）正面下台阶：轮椅前轮靠台阶边缘放好，用一只脚踩防翻杆或向下压推把，使轮椅后仰到平衡的角度；保持翘轮，用身体控制平衡，慢慢把后轮放到台阶下；后轮落地后，把轮椅从翘轮椅姿势放下，让前轮着地。

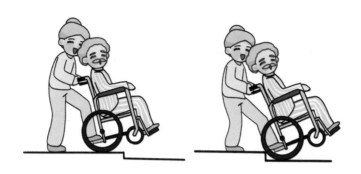

六、使用轮椅的居家环境如何改造?

为了患者在家能顺利完成日常生活活动，方便轮椅出入，居家环境具体要求如下：

1. **居家通道改造**　入口应有足够的空间，门口无障碍物，光线充足，照明良好；出入口斜坡的坡道长度与高度之比不应小于12∶1，地面防滑，两侧安装扶手。

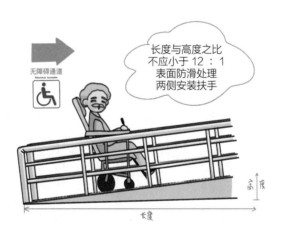

2. **卫生间改造**　卫生间应合理设置无障碍设施，转移功能障碍者使用的卫生间门尽量向外开，方便进出。

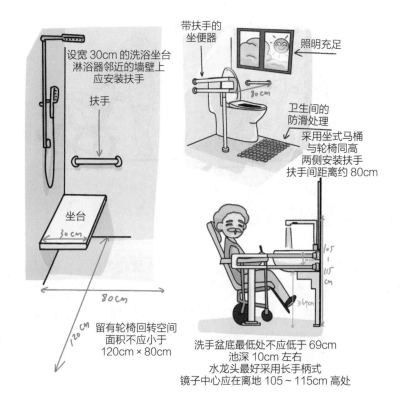

设宽 30cm 的洗浴坐台
淋浴器邻近的墙壁上
应安装扶手

扶手

坐台

30 cm

80cm

120cm

留有轮椅回转空间
面积不应小于
120cm × 80cm

带扶手的
坐便器

照明充足

80cm

卫生间的
防滑处理
采用坐式马桶
与轮椅同高
两侧安装扶手
扶手间距离约 80cm

105
|
115
cm

>69cm

洗手盆底最低处不应低于 69cm
池深 10cm 左右
水龙头最好采用长手柄式
镜子中心应在离地 105～115cm 高处

3. 厨房改造。

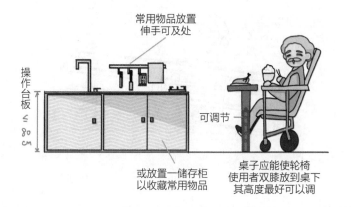

常用物品放置
伸手可及处

操作台板 ≤80cm

可调节

或放置一储存柜
以收藏常用物品

桌子应能使轮椅
使用者双膝放到桌下
其高度最好可以调

（黄能　刘玲　霍彩玲　张维林）

第七章
漫话感觉功能障碍

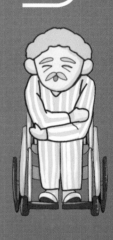

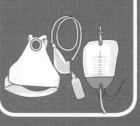

第一节 基础知识

一、什么是感觉功能?

感觉是人脑对当前直接作用于感觉器官的客观事物的个别属性的反映。个别属性有大小、形状、颜色、坚实度、温度、味道、气味、声音等。

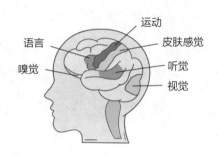

二、感觉如何分类?

感觉主要分为两类,第一类是外部感觉,包括痛觉、温度觉、触觉和压觉,这类感觉的感受器位于身体表面,或接近身体表面的地方。第二类感觉是反映机体本身各部分运动或内部器官发生的变化,这类感觉的感觉器位于各有关组织的深处(如肌肉)或内部器官的表面(如胃壁、呼吸道)。这类感觉有运动觉、平衡觉和机体觉。

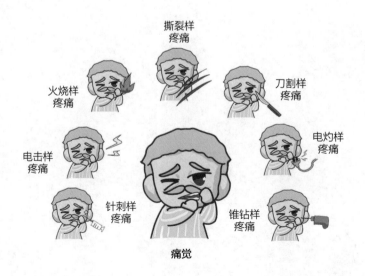

痛觉

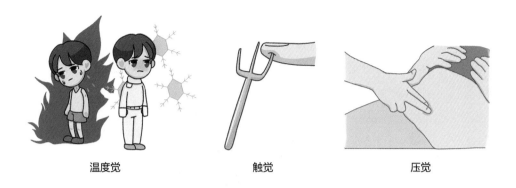

温度觉　　　　　　　触觉　　　　　　　压觉

三、什么是感觉功能障碍?

感觉障碍是指在反映刺激物个别属性的过程中出现困难和异常。常见的感觉障碍包括以下几类:

1. 感觉过敏　对外界刺激的感受能力异常增高。

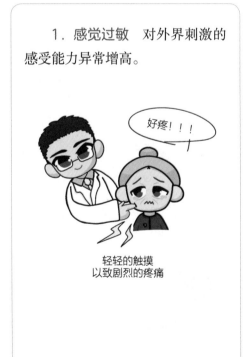

轻轻的触摸
以致剧烈的疼痛

2. 感觉减退和感觉缺失　对外界刺激的感受能力下降。

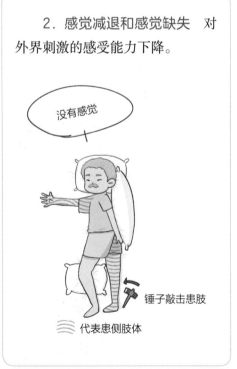

没有感觉

锤子敲击患肢

代表患侧肢体

203

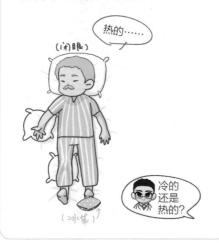

3. 感觉倒错　对外界刺激物的性质产生错误的感觉。

4. 内感性不适　对躯体内部刺激产生异样的不适感或疼痛。

四、什么疾病会导致感觉功能障碍？

导致感觉功能障碍的常见疾病有脑卒中、脊髓损伤、精神创伤、腰椎间盘突出症等。

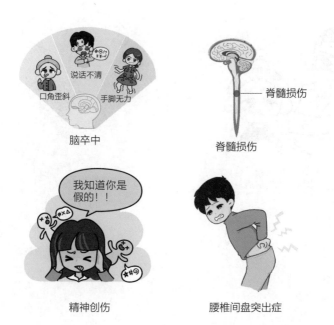

五、压力性损伤好发部位有哪些？

压力性损伤是发生在皮肤或潜在皮下软组织的局限性损伤，好发于骨突处。

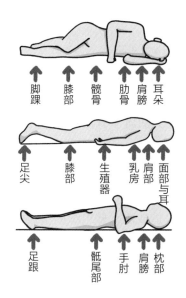

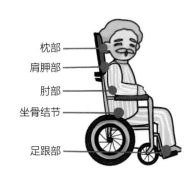

六、哪些因素会导致压力性损伤？

1．力学因素　摩擦力或剪切力是导致压力性损伤的主要因素之一。当机体处于不稳定体位、有倾滑趋势时，支持平面的摩擦力和下滑时的剪切力会同时作用于局部组织，使得皮下组织扭曲受压，造成局部组织血液循环障碍。

2．营养缺乏　全身营养障碍，营养摄入不足，出现蛋白质合成减少、负氮平衡、皮下脂肪减少、肌肉萎缩，受压处缺乏肌肉和脂肪组织的保护，引起血液循环障碍，出现压力性损伤。

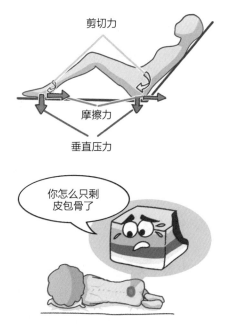

3. **皮肤抵抗力降低** 潮湿、石膏绷带和夹板使用不当、大小便失禁、床单皱褶不平、床上有碎屑等物理性刺激，使皮肤抵抗力降低。

七、压力性损伤的分期是什么？

1. **1期压力性损伤** 皮肤完整，发红，压之不褪色。

2. **2期压力性损伤** 皮肤表浅破损，基底红润，无结痂，也可为完整或破溃的水疱。

3. **3期压力性损伤** 全层皮肤缺失，但无肌腱和骨骼暴露，可有结痂、皮下潜行。

4. **4期压力性损伤** 全层皮肤缺失，伴有肌肉、肌腱或骨骼暴露，常有结痂、皮下潜行。

5. **深部组织受损** 由于压力或剪切力，造成皮下软组织损伤，引起的局部皮肤颜色的改变如变紫、发红，但皮肤完整。

6. **不可分期** 全层皮肤缺失，但溃疡基底部覆有黑痂或痂皮。

八、烧烫伤如何分度？

烧烫伤一般分为三度：

1. **一度烧烫伤** 皮肤发红，无水肿，疼痛明显。

2. **二度烧烫伤** 疼痛，创面局部湿润，水疱形成。

3. **三度烧烫伤** 无疼痛，皮肤褪色，局部干燥。

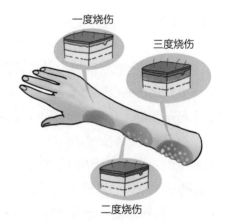

九、什么是失禁相关性皮炎？

失禁相关性皮炎是指皮肤长期或反复暴露于尿液、粪便或其他体液中所造成的炎症，伴或不伴有水疱或皮肤破损。临床上分为三度：

1. **轻度** 无症状的局限性轻度红斑，边界清楚。

2. 中度　红斑融合成片，出现丘疹、丘疱疹或小水疱。

3. 重度　糜烂渗液或浅溃疡，可伴有脓疱。

十、伤口越干越好吗？

不是！！！

因湿性环境有利于清除坏死组织，且有利于细胞的爬行，从而促进组织生长；同时，伤口不易结痂，可减少瘢痕组织的形成，保护创面神经末梢，减轻疼痛。

十一、富血小板血浆是什么？

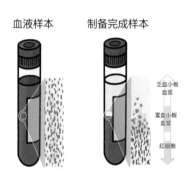

血液样本　　制备完成样本

乏血小板血浆

富血小板血浆

红细胞

富血小板血浆（platelet-rich plasma，PRP）是将人体外周血通过梯度离心的方法提取出来的富含血小板的浓缩物，含有大量的生长因子，能够促进组织修复及生长。它是人体的"再生药"，是再生医学领域一个全新的技术。

十二、富血小板血浆的应用领域有哪些？

1. 骨科　骨缺损修复、软骨损伤修复、预防骨感染。

2. 口腔颌面外科　牙周病、颌骨相关疾病。

3. 医学美容　面部年轻化、生发等。

4. 运动损伤　急性运动损伤、慢性运动损伤、骨关节炎、肌腱修复。

5. 创面　急性创伤创面、慢性难愈性创面。

十三、如何制备富血小板血浆？

1. 采取静脉血 20～50ml。

2. 离心机高速离心。

3. 分离出最下层红细胞，即得富血小板血浆。

207

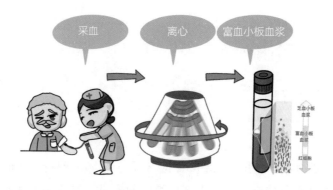

十四、富血小板血浆在难愈性创面修复中是如何发挥作用的？

1. 促进组织修复。
2. 为修复细胞提供良好支架。
3. 控制创面感染。

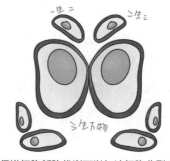

促进细胞新陈代谢可以加速细胞分裂哦

十五、所有创面都适合用富血小板血浆治疗吗？

不是！！！

以下情况应谨慎：

1. 严重感染的创面。
2. 坏死组织覆盖的创面。
3. 糖尿病溃疡。
4. 血管性溃疡。
5. 组织外露的创面。

（杨杰　兰正燕　蒋红英）

第二节 感觉功能障碍的危害

一、感觉功能障碍可能会给皮肤带来什么危害？

感觉功能障碍的患者如护理不当，很容易发生压力性损伤、烫伤等。

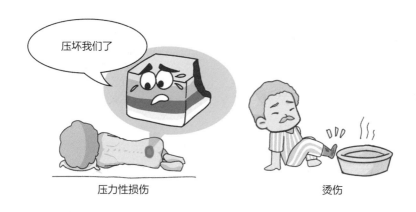

压力性损伤   烫伤

二、压力性损伤会带来什么危害？

1. 导致皮肤缺血性坏死，感染加重引起败血症，可能危及生命。
2. 增加治疗成本。
3. 严重影响患者日常社交活动，出现社交恐惧症。

三、烧烫伤会带来哪些危害？

1. 轻度烧烫伤出现红、肿、热、痛。

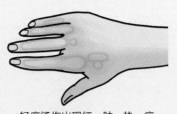

轻度烫伤出现红、肿、热、痛

209

2. 重度烧烫伤会导致体内有效循环血量减少，出现休克并危及生命。

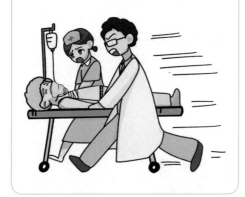

3. 烧烫伤会对人体皮肤造成严重损伤，轻者出现色素沉着，重者留下瘢痕毁容，增加患者的心理负担。

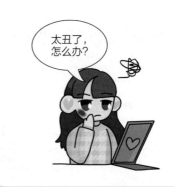

太丑了，怎么办？

四、失禁相关性皮炎有哪些危害?

1. 皮肤硬度改变，表皮不同程度破损，出现水疱、丘疹、脓疱等。

2. 表皮溃烂，真皮外露并有渗出，合并真菌感染时出现大小不等的红疹，感觉烧灼、疼痛、瘙痒或刺痛感。

（杨颖　刘红　兰正燕　杨杰　蒋红英）

第三节 感觉功能障碍康复前

一、怎么识别早期皮肤异常?

识别方法:望、闻、问、切。

1. 望　压之不褪色的红斑,颜色异于周围皮肤,有无水疱、破溃、压痕、浸渍。

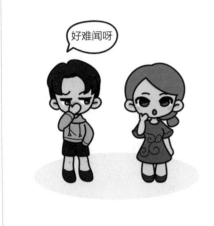

2. 闻　是否有排泄物、汗液、引流物等异味。

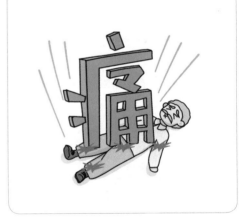

3. 问　受压皮肤有无异常感觉如疼痛、麻木等。

4. 切　触摸皮肤温度(发热或发凉)、硬块。

二、怎么预防压力性损伤?

1. 勤翻身　避免某一个部位长期受压。

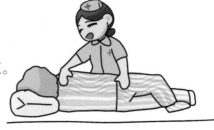

2．勤观察　观察皮肤颜色，受压部位是否有异常。

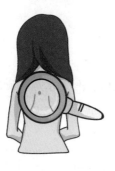

3．勤按摩　加快身体血液循环，避免组织缺血、缺氧（压力性损伤发生后不可对损伤部位进行按摩）。

压力性损伤发生后切忌对损伤部位进行按摩！

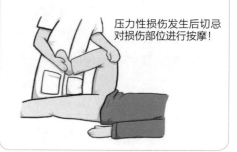

4．勤擦洗　保持皮肤清洁、干燥，增强皮肤抵抗力。

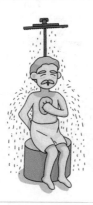

5．勤整理　避免床单、衣物处出现褶皱，增加受压风险。

我帮您把床单、衣服理平整

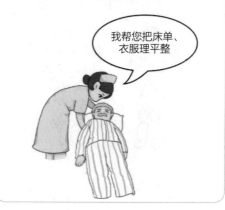

6．勤更换　更换衣物、床单，避免被污染的衣物床单长时间接触皮肤，对皮肤产生刺激。

我们把弄脏的裤子，换掉吧

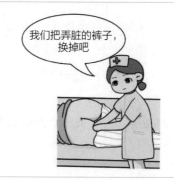

7. **营养充足** 摄入充足的营养，提升自身免疫力，增强皮肤抵抗力。

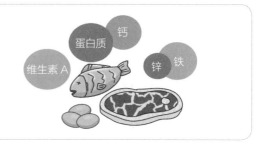

三、器械性压力性损伤应该怎么预防？

1. 正确评估皮肤状况，避免在皮肤糜烂、破溃处放置器械。

2. 选择合适的医疗器械，定时（不超过4小时）更换仪器检测部位，定期查看皮肤有无异常。

3. 充足营养，增强皮肤抵抗力。

4. 选择合适敷料，保护受压皮肤。

四、翻身过程中需要注意什么？

1. 动作轻柔，不可拖、拉、拽。

2. 翻身次数视病情及皮肤局部情况而定，一般不超过2小时。必要时增加翻身次数。

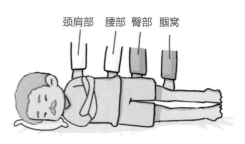

3. 注意管道保护，妥善固定，防止脱管。

4. 有伤口的患者妥善处理伤口敷料，再行翻身。

5. 牵引患者翻身时应持续牵引，翻身后要保持有效牵引。

五、睡了气垫床就可以不翻身了吗？

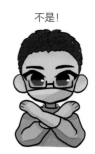

睡气垫床不能代替翻身！

气垫床是通过定时对气囊充气和放气，从而使卧床患者身体的着床部位不断变化，在一定程度上改善受压组织微循环。

六、如何正确选择翻身器具？

1. **翻身枕**　应选择舒适、支撑力强、透气性高、回弹力好、易拆分、可清洗的枕头。

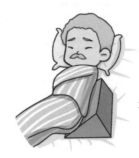

外套可拆卸、
透气防压力性损伤、
高弹不塌陷

2. **翻身床**　选择有起背功能、防下滑、有便孔、带床档的翻身床。

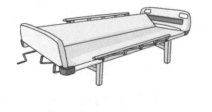

3. **气垫床**　应选择有气囊轮换、防水耐脏、透气性好且具有静音功能的气垫床。

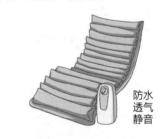

防水
透气
静音

七、轮椅使用过程中如何减压？

1. 患者手撑在扶手或坐垫上，将臀部悬空，保持15～30秒。

2. 身体躯干前倾，借助柔软支撑物依靠在下肢上，保持15～30秒。

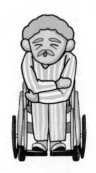

3. 身体斜靠在轮椅扶手一边，保持 15～30 秒，左右交替进行。

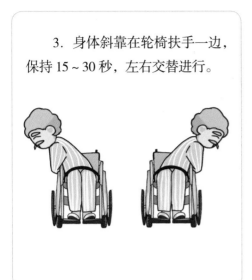

4. 他人辅助减压。

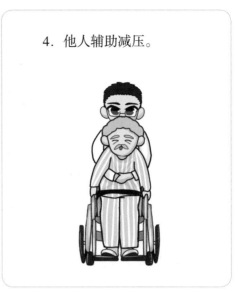

八、如何选择轮椅减压垫？

选用压合性好、不漏气、安全舒适且透气性好的减压垫。

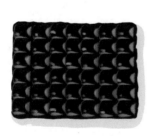
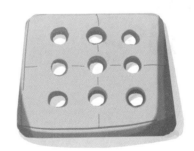

九、如何饮食搭配，提高皮肤抵抗力？

摄入高蛋白质、富含维生素以及纤维素的食物，合理搭配，进食蔬菜水果、肉类、禽类、鱼、豆类、鸡蛋、坚果、牛奶、谷类等，保证营养均衡。

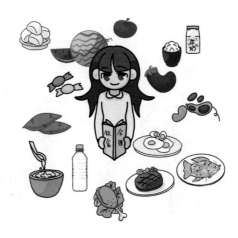

十、烫伤应该怎样预防？

1. 禁止使用热水袋、电热毯、发热贴等。

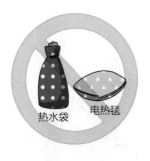

热水袋　电热毯

2. 远离烤火炉。

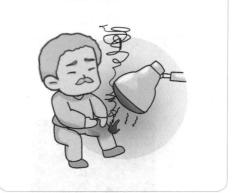

3. 安全放置热水瓶。

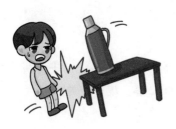

4. 洗澡泡脚时先试水温。

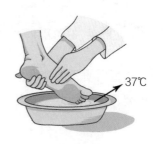

37℃

十一、怎样预防失禁相关性皮炎?

1. 避免尿液、粪便或其他体液与皮肤长时间接触。男性尿失禁者可采用假性接尿器,必要时安置保留尿管。大便失禁较严重者用 OB 卫生棉条放置在肛门处。

2. 保持皮肤清洁,大小便后及时温水清洗,动作轻柔,采用冲洗或轻拍式清洁,选择无香味、无刺激性、接近皮肤 pH 的清洗液,不建议使用肥皂清洁皮肤。

3. 皮肤破损且范围较大、较为严重的患者建议尽早就医。

（刘红　杨颖　兰正燕　杨杰　蒋红英）

第四节 感觉功能障碍康复

一、压力性损伤后如何进行基础护理?

1. 勤翻身,不超过 2 小时翻身一次。

2. 保持床单元的清洁、干燥,注意皮肤卫生。

3. 注意营养均衡。

4. 加强家属宣教,取得社会支持。

5. 缓解压力,尽可能地减少或去除摩擦力和剪切力。

二、压力性损伤后创面如何护理?

1. 1 期　解除局部受压,改善局部血运,去除危险因素。

2. 2 期　护理原则是防止水疱破裂、保护创面、预防感染。

（1）小水疱要减少摩擦,防止破裂,让其自行吸收。

（2）较大水疱处理原则:①消毒伤口。②用无菌注射器抽出水疱内的液体。③用无菌透气敷料保护伤口创面,根据伤口恢复情况制订换药方案及换药频次。

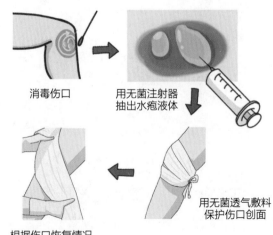

消毒伤口

用无菌注射器
抽出水疱液体

用无菌透气敷料
保护伤口创面

根据伤口恢复情况
制订换药方案及换药频次

3．3期以上　护理原则是彻底清创，去除坏死组织，促进肉芽及上皮组织生长。

4．注意事项

（1）观察创面有无渗血、渗液，渗出液较多应及时更换。

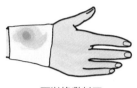

可以换敷料了

（2）观察局部有无疼痛。

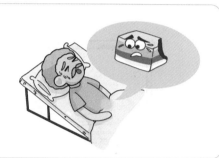

（3）观察创面有无异味。

（4）观察创面敷料有无脱落、卷边、浸渍，如有应及时更换。

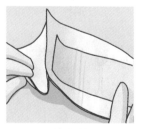

该换敷料了

三、怎么合理饮食加速压力性损伤创面愈合？

1．**高蛋白食物**　牛奶、鸡蛋、瘦肉、鱼肉等。

2．**高热量食物**　如坚果、松子、炒瓜子、核桃、花生、腰果、巧克力、牛肉、羊肉等。

3．**富含高维生素的食物**　如猕猴桃、橙子、西红柿等。

四、烧烫伤后如何急救？

烧烫伤处理五部曲：

1．冲　立即用缓和、流动冷水淋冲。如果伤处已经起疱破皮，则不能冲洗或浸泡；如果是化学制剂如强酸、强碱等，要用干布擦除，尽快送医。

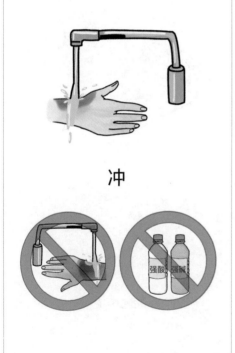

冲

2．脱　在充分冲洗和浸泡后，用剪刀剪开衣物，不能强行剥去衣物，以免弄破水疱。

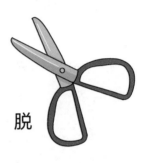

脱

3．泡　对于未破皮且疼痛明显者，可将伤处持续浸泡在冷水中10～30分钟，以缓解疼痛及散热。

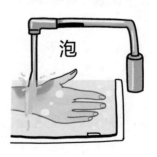

泡

4. 盖　用无菌纱布或干净的棉质布类覆盖伤口，以减少外界污染和刺激，保持创面清洁。

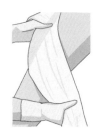

盖

5. 送　烫伤部位皮肤出现破溃、面积较大或烫伤部位处于头面部、胸口、生殖器等身体脆弱或重要的部位时，要立即送医。

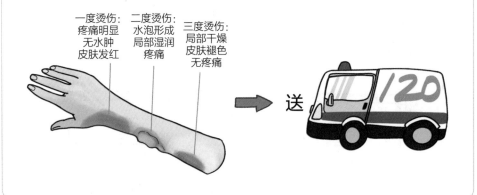

一度烫伤：
疼痛明显
无水肿
皮肤发红

二度烫伤：
水泡形成
局部湿润
疼痛

三度烫伤：
局部干燥
皮肤褪色
无疼痛

送

五、烧烫伤后怎样正确护理？

1. 生命体征的监护

（1）动态监测血压、心率。

EGG
140 次/分
SPO2
62 %
NBP
78/47mmHg

（2）严重烧烫伤患者记录小时尿量，有无血尿、蛋白尿。

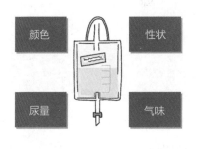

（3）神志意识：有无神志淡漠、烦躁等。

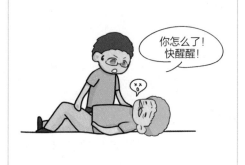

2. 疼痛的护理

（1）评估疼痛的程度。

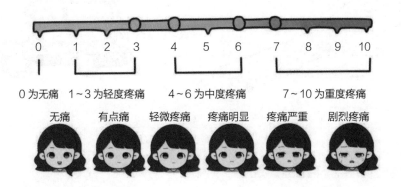

（2）必要时遵医嘱使用止痛药。

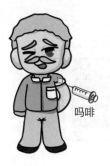

（3）心理护理：倾听、安慰、转移注意力。

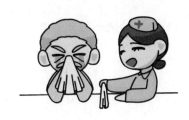

3．烧烫伤的创面护理

（1）保持伤口清洁干燥，渗液多时及时更换伤口敷料。

（2）创面消毒后，涂抹磺胺嘧啶银或使用新型敷料、油纱覆盖，也可暴露疗法。

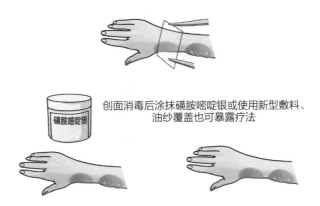

创面消毒后涂抹磺胺嘧啶银或使用新型敷料、油纱覆盖也可暴露疗法

（3）保护性隔离，保持病房温度在 24～26℃，湿度 45%～75%。

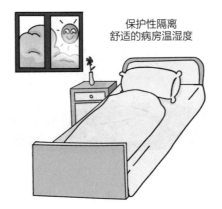

保护性隔离
舒适的病房温湿度

4．心理护理

（1）耐心倾听，有效沟通交流，解释病情及预后。

（2）鼓励患者积极面对现实，增强信心，稳定患者及家属情绪，使其配合治疗。

5．健康指导

（1）保持伤口清洁干燥，保持床单元干净整洁。

（2）进食富含蛋白、高维生素的食物。

（3）避免抓挠创面，导致感染或影响创面愈合。

6．出院指导

（1）规律作息，劳逸结合，提高机体抵抗力。

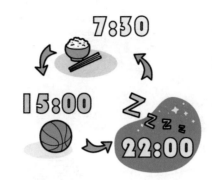

（2）注意功能锻炼，防止关节部位瘢痕挛缩畸形。

（3）进食高热量、高蛋白、高维生素、易消化无刺激食物。

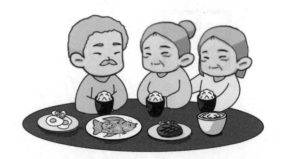

（4）深二度及以上烫伤，应使用弹力衣、弹力套或弹力绷带等对瘢痕部位实施持续压迫，预防瘢痕增生。

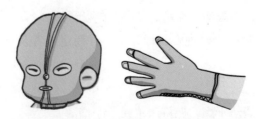

深二度及以上烫伤，应使用弹力衣、弹力套或弹力绷带等对
瘢痕部位实施持续压迫，预防瘢痕增生

（5）避免直接日光照射，外出应使用防晒霜。

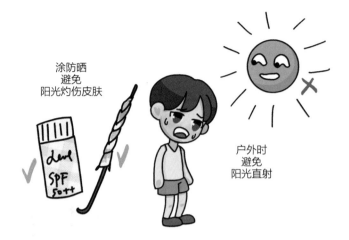

涂防晒
避免
阳光灼伤皮肤

户外时
避免
阳光直射

（6）遵医嘱定期复查。

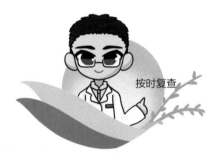

按时复查

六、哪些"老办法、土方法"会导致烫伤"雪上加霜"？

1. 紫药水、红药水等有颜色的药水会影响医生对创面的判断，应禁止使用。

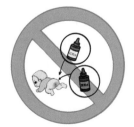

紫药水、红药水等有颜色的药水
应禁止使用

2. 烫伤处涂上牙膏虽然感觉很清凉，但会附着在创面上，增加清理伤口的难度，还会影响烫伤处热量的散发。

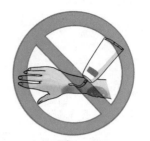

禁止烫伤处涂牙膏

3. 酱油、醋会污染创面，增加伤口感染的概率；另外，酱油含有大量盐分，涂在伤口处会增加疼痛感，还会导致伤口色素沉着。

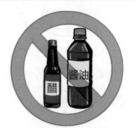

禁止涂抹酱油、醋

4. 炉灶灰涂抹后会增加伤口污染、感染的概率。

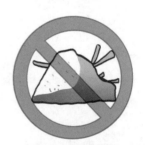

禁止涂抹炉灶灰

5. 青草膏含有刺激性成分，如烫伤处已破皮，则不能涂抹青草膏，以免刺激伤口，影响创面愈合。

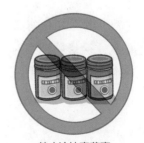

禁止涂抹青草膏

6．其他常见护理误区

（1）误区一：涂香油或者奶油在伤口上。

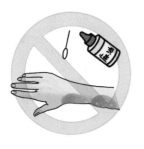

（2）误区二：用冰给烧烫伤创面降温。

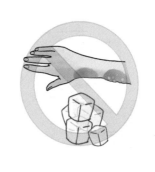

（3）误区三：用粘性绷带包扎伤口。

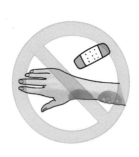

七、失禁相关性皮炎后如何护理？

1．保持皮肤的清洁干燥，及时清理大小便，必要时使用皮肤保护膜，或遵医嘱用药。

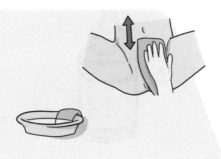

2．擦拭皮肤时选择棉柔湿巾，清洁时采取清洗的方法，动作轻柔。

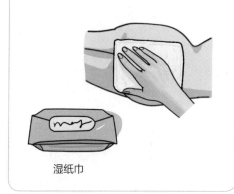

湿纸巾

3．尿失禁患者可使用集尿器，或制订饮水计划，定时行清洁间歇导尿，必要时可安置保留尿管。

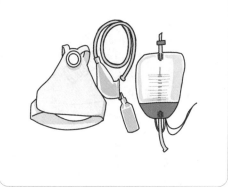

4．大便失禁患者首先应明确病因，采取相应措施控制排便。如持续大便失禁，可使用集便袋或造口袋管理。水样便可安置保留肛管，注意保持肛管引流通畅。

5．持续性腹泻时应积极治疗，同时使用皮肤保护剂保护皮肤。

八、失禁相关性皮炎后有哪些常用的外用药？

1．紫草油。

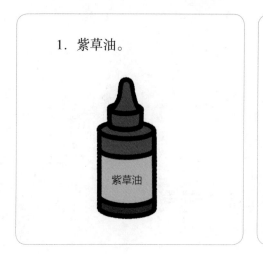

紫草油

2．鞣酸软膏。

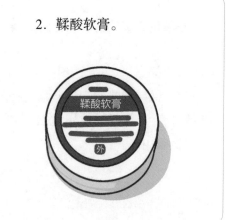

鞣酸软膏

外

3．液体敷料。

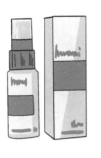

4．护臀霜。

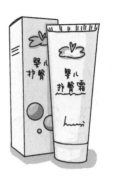

5．造口粉。

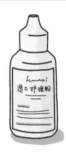

九、失禁相关性皮炎常见错误护理方法，你中招了吗?

1．错误一　长时间穿戴纸尿裤。

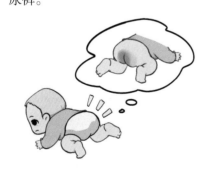

2．错误二　用过冷或过烫的水清洁皮肤。

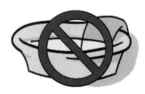

3. 错误三　频繁、过度清洁皮肤，造成皮肤干燥、瘙痒。

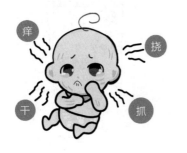

4. 错误四　暴力清洁已浸渍的皮肤。

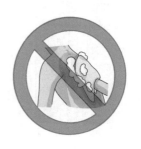

5. 错误五　使用肥皂、香皂等碱性物品。

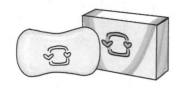

6. 错误六　使用粉剂（爽身粉、滑石粉等）拍到皮肤皱褶处或浸渍处。

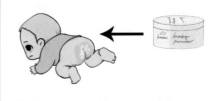

7. 错误七　衣物材质不透气、衣物过紧。

8. 错误八　长时间不更换造口袋。

十、富血小板血浆治疗前应做哪些评估?

富血小板血浆治疗前评估

创面评估	评估创面的分期、大小、有无窦道及潜行、渗液量；有无感染以及感染的程度
患者评估	评估营养状况及凝血功能有无异常，有无传染性疾病；有无其他并发症及其他基础疾病
疼痛评估	使用疼痛评估工具评估患者疼痛情况
综合评估	评估患者自理能力及家庭社会支持系统

十一、创面患者富血小板血浆治疗流程是什么?

创面患者富血小板血浆治疗流程

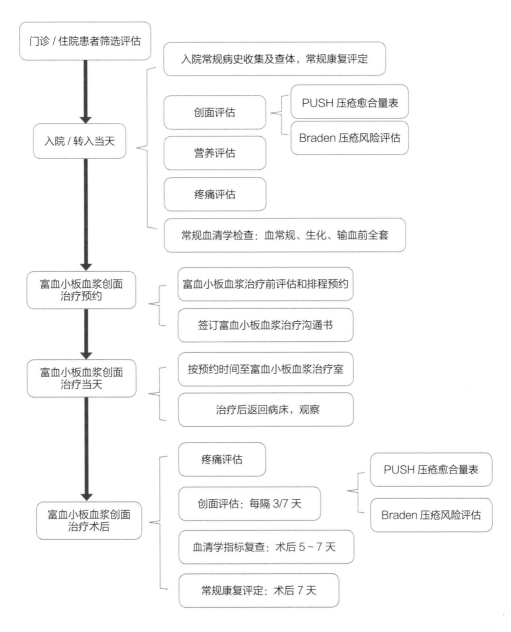

十二、富血小板血浆治疗后应该怎样护理？

1. **监测生命体征**　有无发热，创面有无活动性出血，有无疼痛等不适。

2. **创面护理**　避免创面部位受压，保持敷料清洁干燥，按需换药。

3. **疼痛护理**　中重度疼痛可遵医嘱药物治疗。

4. **饮食护理**　进食高蛋白、富含维生素的食物，补充营养，促进创面生长。

5. **心理护理**　告知患者创面及 PRP 的相关知识，消除焦虑情绪，保持平和的心态，积极配合治疗。

（兰正燕　刘红　徐丽莎　杨颖　蒋红英）

参考文献

[1] 杜春萍. 康复医学科护理手册 [M]. 2 版. 北京：科学出版社，2015.

[2] 何成奇. 康复医学 [M]. 北京：人民卫生出版社，2010.

[3] 黄晓琳. 康复医学 [M]. 5 版. 北京：人民卫生出版社，2013.

[4] 燕铁斌，尹春安. 康复护理学 [M]. 4 版. 北京：人民卫生出版社，2017.

[5] 杜春萍，梁红锁. 康复护理技术 [M]. 北京：人民卫生出版社，2014.

[6] 郑彩娥，李秀云. 实用康复护理学 [M]. 北京：人民卫生出版社，2012.

[7] 顾得明，缪进昌. 运动解剖学图谱 [M]. 北京：人民体育出版社，2013.

[8] 喻鹏铭，车国卫. 成人和儿童呼吸与心脏问题的物理治疗 [M]. 4 版. 北京：北京大学医学出版社，2011.

[9] 郭琪，曹鹏宇，喻鹏明. 心血管系统与呼吸系统物理治疗证据到实践 [M]. 北京：北京科学技术出版社，2017.

[10] 郑彩娥，李秀云. 实用康复护理学 [M]. 北京：人民卫生出版社，2018.

[11] 蒋琪霞. 压疮护理学 [M]. 北京：人民卫生出版社，2015.

[12] 胡大一，孟晓萍，王乐民，等. 心脏康复 [M]. 北京：人民卫生出版社，2018.

[13] 杜春萍. 康复医学科护理手册 [M]. 2 版. 北京：科学出版社，2015.

[14] 郑彩娥，李秀云. 康复护理技术操作规程 [M]. 北京：人民卫生出版社，2018.

[15] 郑彩娥，李秀云. 实用康复护理学 [M]. 北京：人民卫生出版社，2018.

[16] 马新娟，夏新花，董凤齐. 护理技术标准操作规范及流程 [M]. 北京：人民卫生出版社，2018.

[17] 宁宁. 临床伤口护理 [M]. 北京：科学出版社，2018.

[18] 陈晖. 二便障碍居家康复指导 [M]. 北京：电子工业出版社，2019.

[19] 杨絮飞，张抒扬. 心脏康复中个体化运动处方的制订 [J]. 中国实用内科杂志，2017，37（7）：587-589.

[20] 马路遥，郭万首. 膝关节置换术后冷疗的研究现状 [J]. 中国矫形外科杂志，2016，24（3）：253-256.

[21] 陈连珍，谭群芳，关万香. 血氧饱和度仪在四肢骨折术后患者肢端血液循

环监测中的应用 [J]. 现代临床护理，2017，16（4）：78-80.

[22] 王芝静，贾汝福，刘洁琼，等. 踝足矫形器矫治脑卒中患者足下垂、足内翻的应用进展 [J]. 中华物理医学与康复杂志，2018，40（8）：638-640.

[23] 江航，张锦明. 矫形器在肘关节创伤后功能障碍康复中的应用进展 [J]. 中国康复医学杂志，2018，33（9）：1117-1121.

[24] 宫玉翠，陈洁雅，李平东，等. 慢性呼吸疾病肺康复护理专家共识 [J]. 中华护理杂志，2020，55（5）：709-710.

[25] 张小敏，杨漂羽，张玉侠，等. 慢性阻塞性肺疾病患者肺康复运动最佳实践证据总结 [J]. 护理学杂志，2020，35（12）：94-98.

[26] 楼亚波，汪群智，盛美玲，等. 心肺康复训练对 COPD 稳定期患者肺功能及生活质量的影响 [J]. 中国慢性病预防与控制，2018，26（5）：361-363.

[27] 李四维. 心肺运动试验在心脏康复评估中的应用 [J]. 中国循环杂志，2017，32（4）：331-333.

[28] 刘永强，凌文杰，赵新平. 康复跑台训练联合负氧离子吸入对肥胖大学生体脂及心肺耐力的影响 [J]. 中华物理医学与康复杂志，2018，40（6）：467-468.

[29] 吴浩，孙兴国，顾文超，等. 心肺运动试验计算个体化目标心率指导男性慢性阻塞性肺疾病患者运动康复的效果观察 [J]. 中国全科医学，2016，19（35）：4323-4327.

[30] 陈妙霞，罗媛容，安德连，等. 综合医院吞咽障碍护理管理模式的构建与实践 [J]. 护理学杂志，2019，34（18）：62-64.

[31] 张鸿鑫，陈焰南，邓丽金，等. 呼吸训练对中风患者吞咽功能影响的 Meta 分析 [J]. 护理实践与研究，2020，17（3）：1-7.

[32] 冯声旺，曹淑华，杜淑佳，等. 针刺配合吞咽训练治疗脑卒中后吞咽障碍：随机对照研究 [J]. 中国针灸，2016，36（4）：347-350.

[33] 肖卫红，吴碧玉. 脑卒中后吞咽障碍的康复研究进展 [J]. 中国康复理论与实践，2017，23（7）：783-787.

[34] 况莉，许燕玲，章惠英，等. 脑卒中患者吞咽障碍相关临床实践指南内容分析 [J]. 中国实用护理杂志，2019，35（6）：469-474.

[35] 万桂芳，温红梅，谢纯青，等. 回顾性分析吞咽障碍患者发生窒息的相关因素及防范措施 [J]. 中华物理医学与康复杂志，2016，38（3）：205-208.

[36] 华长军. 吞咽－摄食管理对脑卒中吞咽障碍患者吞咽功能恢复及并发症的影响 [J]. 全科护理，2019，17（34）：4302–4304.

[37] 夏春，盛飞，苌玲，等. 吞咽康复训练对老年脑卒中吞咽功能障碍患者生活质量的改善效果 [J]. 中国社区医师，2020，36（2）：135–136，138.

[38] 黄倩玲，冯云，陈锦玲，等. 经口间歇性管饲法配合吞咽功能训练在中重度吞咽障碍患者中的应用 [J]. 齐鲁护理杂志，2020，3（26）100–103.

[39] 安嵫，刘惠灵，张建华. 吞咽训练改善亚急性期脑梗死患者吞咽障碍的效果观察 [J]. 护理研究，2018，32（24）：3963–3966.

[40] 楼巍敏，邢欢，林坚. 饮食干预结合吞咽训练对脑卒中吞咽障碍患者康复的对照研究 [J]. 护理与康复，2016，15（5）：413–415+418.

[41] 方向延，赵建华，尹德铭，等. 改良代偿性吞咽疗法治疗脑卒中后吞咽功能障碍 [J]. 实用临床医学，2017，18（1）：1–4.

[42] 罗楠. 改良式经口管饲法在脑卒中后吞咽障碍患者中的临床应用研究 [D]. 海南医学院，2019.

[43] 中国吞咽障碍康复评估与治疗专家共识组. 中国吞咽障碍评估与治疗专家共识（2017 年版）[J]. 中华物理医学与康复杂志，2017，39（12）：881–891.

[44] 孙立娟，杨敏. 脊柱、脊髓损伤的康复护理 [J]. 中国伤残医学，2019，17（2）：107–108.

[45] 冯俊芳，贺宝玲，刘雪. 影响偏瘫功能恢复的常见误区及对策 [J]. 延安大学学报（医学科学版），2019，9（3）：75–77.

[46] 孟宪梅，李玉霞，李娟，等. 国外脑卒中护理实践内容相关研究及启示 [J]. 护理研究，2016，30（11）：3977–3980.

[47] 米海琴，曹广红，张艳，等. 抗痉挛体位摆放多功能组合用枕在临床护理中的应用 [J]. 护理实践与研究，2017，14（21）：156–157.

[48] 丁闪闪，邓海鹏，张若尘，等. DMS 联合 Bobath 疗法对脑卒中后上肢痉挛性偏瘫的疗效分析 [J]. 神经损伤与功能重建，2020，15（5）：300–302.

[49] 蔡文智，孟玲，李秀云. 神经源性膀胱护理实践指南（2017 年版）[J]. 护理学杂志，2017，32（24）：1–7.

[50] 韦小梅，胡三莲，钱会娟，等. 脊髓损伤肠道功能障碍干预方案的临床应用研究 [J]. 上海交通大学学报（医学版），2020，40（6）：829–834，828.

[51] 张倩倩，郑松柏. 膳食纤维与肠道疾病研究进展 [J]. 中华消化杂志，2019

（4）：283–285.

[52] 魏薇，李晓青，费贵军. 膳食纤维对功能性便秘症状的影响 [J]. 中华内科杂志. 2019（11）：845–848.

[53] 钱结桃. 人工肛袋对大便失禁的 ICU 重症患者皮肤损伤的防治效果 [J]. 临床护理杂志，2017，16（5）：80–81.

[54] 李飞，彭森，李显蓉. 翻身间隔时间在压疮护理中的研究进展 [J]. 护理研究，2018，32（14）：2166–2168.

[55] 卢亚运，胡爱玲. 压疮相关性疼痛的护理研究进展 [J]. 护理研究，2017，31（23）：2831–2834.

[56] 冯尘尘，马圆圆，卢亚运，等. 医疗器械相关性压疮的护理研究进展 [J]. 中国护理管理，2016，16（5）：581–584.

[57] 胡青，石含英. 新型敷料在压疮护理中的应用进展 [J]. 中华现代护理杂志，2012（27）：3342–3345.

[58] 袁敏. 失禁性皮炎患者护理研究新进展 [J]. 中国社区医师，2018，34（36）：9–10.

[59] 张小凤，柯燕燕. 失禁性皮炎护理研究进展 [J]. 中国妇幼健康研究，2017，28（S3）：545–546.

[60] 袁秀群，孟晓红，杨艳. 失禁性皮炎护理的研究进展 [J]. 解放军护理杂志，2017，34（9）：51–55.

[61] 杨博宇，夏术阶. 激光治疗良性前列腺增生术后尿失禁与勃起功能障碍的发生及保护策略 [J]. 中华泌尿外科杂志. 2017（8）：638–640.

[62] 邹艳芬，洪莉，谭爱丽，等. 不同治疗方式对产后压力性尿失禁的疗效评估 [J]. 现代生物医学进展. 2016（32）：6256–6260.

[63] 鲍雅娇. 脊髓损伤后排尿障碍患者早期实施清洁间歇性导尿的临床效果观察及护理体会 [J]. 中国医药指南，2019，17（36）：226–227.

[64] 张春阳. 循证护理对脊髓损伤后膀胱功能障碍患者膀胱功能恢复的影响 [J]. 中国实用医药，2019，14（26）：148–150.

[65] 韶云鹏，李云鹏，丁留成，等. 尿动力学对多系统萎缩伴排尿障碍患者的诊断价值 [J]. 现代泌尿外科杂志，2018，23（6）：427–429.

[66] 詹冰清，王元姣，沈桂琴. 间歇性导尿的护理研究新进展 [J]. 护理与康复，2017，16（9）：935–939.

45

漫话
疾病康复

临床护理健康教育指导丛书

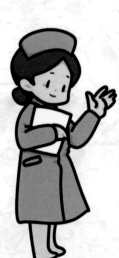

漫话骨科疾病

漫话神经内科疾病

漫话神经外科疾病

漫话手术室

漫话精神疾病

漫话肿瘤科疾病

漫话内分泌代谢性疾病

漫话老年人安全照护

漫话疾病康复

漫话呼吸科疾病

策划编辑　白　桦

责任编辑　白　桦

书籍设计　姚依帆

人卫智网
www.ipmph.com
医学教育、学术、考试、健康，
购书智慧智能综合服务平台

人卫官网
www.pmph.com 人卫官方资讯发布平台

关注人卫健康
提升健康素养

ISBN 978-7-117-32256-0

定　价：82.00元